糖尿病慢性并发症中西医结合防治丛书

总主编　张　昱　罗增刚　杨晓晖

糖尿病性视网膜病变

主　编　周婉瑜
编　者　周婉瑜　卢　先　杜　虹

科学技术文献出版社
Scientific and Technical Documents Publishing House
北　京

(京)新登字130号

内 容 简 介

糖尿病性视网膜病变是糖尿病最常见和严重的微血管并发症之一。我国糖尿病患者中该病的患病率接近半数,成为50岁以上患者致盲的重要原因。中西医结合治疗糖尿病性视网膜病变具有疗效确切、副作用少、不易复发等特点,而为医家和患者所普遍接受。

本书是作者在20余年临床工作的基础上,参考大量古今文献,结合现代医学研究的最新成果,对糖尿病性视网膜病变诊疗成果的一次总结。既包含理法方药,更涵盖养生、康复和家庭调理。可作为中青年眼科临床工作者、医学院校学生的临床参考读物,也适合糖尿病性视网膜病变患者及其家属参考,居家调理。

科学技术文献出版社是国家科学技术部系统惟一一家中央级综合性科技出版机构,我们所有的努力都是为了使您增长知识和才干。

前　言

我国有3000万糖尿病患者，还有几倍于此的糖耐量异常和胰岛素抵抗患者作为后备军。糖尿病作为“温柔的杀手”，已经成为严重危害人类健康的主要慢性非传染性疾病之一。

既往人们重视糖尿病，更多的是关注它的心脑肾并发症，并没有太多的关注眼部并发症，糖尿病性视网膜病变是全世界导致视力缺损和失明的第二大因素。世界卫生组织已经将糖尿病性视网膜病变确定为在世界范围内造成视力损害及失明的一个主要原因。目前我国糖尿病患者中糖尿病性视网膜病变的患病率达44%～51.3%，成为50岁以上患者重要的致盲原因。故防治糖尿病性视网膜病变是糖尿病临床诊疗的重要组成部分，而当务之急是在基层医务工作者和广大患者中普及糖尿病性视网膜病变的防治知识，从而达到防微杜渐，无论是从临证医学还是卫生经济学角度衡量都是至关重要的。

糖尿病是糖尿病性视网膜病变的发病基础，糖尿病性视网膜病变是糖尿病所导致的必然结果。治疗糖尿病性视网膜病变必然涉及到糖尿病的治疗，为方便读者研习，在本书中将二者合并讨论，使其理、法、方、药、防、护自成体系，一脉相承。在写作过程中我们着重突出以下两个特点：

1. 在辨治过程中突出中西医结合，以西药控制症状，以中药巩固疗效，改善体质，提升抗病能力，使二者有机结合，成为治疗中密不可分的两个方面。并且跟踪国内外最新动态，介绍国内外医家在糖尿病性视网膜病变诊疗过程中的一些有益尝试，使读者能够在临床工作中有所启迪，冀望于对其进一步完善发挥，使新技术、新成果尽快应用于临床。

2. 有人将新世纪定义为以预防保健为主流的“第四医学”的世纪，国家医疗卫生工作的重点也在“战略前移，重心下移”。为帮助基层医务工作者适应这一潮流，在本书中以较大篇幅介绍了糖尿病性视网膜病变的预防、康复、保健和家庭护理等方面的技能，以帮助患者自觉采用健康的生活方式，使之与医药治疗有机结合，以利于患者更好的康复。

本书在写作过程中，得到了老一辈医家与同行的大力支持与帮助，也摘引了许多临床医务工作者的科研成果和临床心得，囿于篇幅，在此不一一列举，一并致谢。对于本书的疏漏，更希望读者能不吝指正、赐教。

目　录

第一章 糖尿病性视网膜病变概论

第一节 概 述

从2001年起，连续5年，每年11月14日的世界糖尿病日都将关注的重点放在糖尿病并发症的预防和控制上。2001年为糖尿病与心血管疾病，2002年为糖尿病与眼病，2003年为糖尿病与肾脏疾病，2004年为糖尿病与肥胖，2005年为糖尿病与足部护理。世界糖尿病日主题近几年为何紧盯糖尿病的并发症不放，糖尿病并发症如何预防和控制？是每一个医务工作者必须重视的问题。

一、糖尿病性视网膜病变的定义

糖尿病(diabetes mellitus)是复合病因的综合病症，是由于体内胰岛素缺乏或拮抗胰岛素的激素增加，或胰岛素在靶细胞内不能发挥正常生理作用而引起的葡萄糖、蛋白质及脂质代谢紊乱的综合征。

糖尿病已成为现代疾病中的第二杀手，仅次于癌症。糖尿病带来的危害，几乎都来自于它的并发症。在我国糖尿病患者中，合并高血压者多达1 200万，脑卒中者500万，冠心病者600万，双目失明者45万，尿毒症者50万。

糖尿病的特征为血循环中葡萄糖浓度异常升高及尿糖、血糖过高时可出现典型的三多一少症状(多饮、多尿、多食及体重减轻),且伴有疲乏无力。严重者可发生酮症酸中毒、高渗性糖尿病昏迷,且易合并多种感染。随着病程的延长,其代谢紊乱可导致眼、肾、神经、血管及心脏等组织器官的慢性进行性病变。若得不到及时恰当的治疗,则可发生心脏病变、脑血管病变、肾功能衰竭、双目失明、下肢坏疽等,而成为致死致残的主要原因。双目失明主要由糖尿病性视网膜病变引起。

糖尿病性视网膜病变(diabetic retinopathy,DR)是由糖尿病引起的严重并发症,是以视网膜血管闭塞性循环障碍为主要病理改变特征的致盲眼病。在长期高血糖影响下可发生一系列生理生化及组织病理改变,在视网膜,首先引起毛细血管壁渗漏,造成视网膜组织水肿、黄斑囊样水肿、视网膜出血等病理变化,毛细血管的不断损害引起毛细血管的闭塞及视网膜缺血缺氧,大面积的视网膜缺血及玻璃体的反复出血,造成视功能受损,出血后产生的增殖性视网膜病变引发牵引性视网膜脱离或新生血管性青光眼,终致失明。

二、糖尿病并发症的发病机制

糖尿病是一组高血糖综合征。目前对糖尿病的病因和发病机制还未完全阐明,因此糖尿病目前还不能彻底根治。已知许多因素可以诱发糖尿病,此病还可以遗传给后代。如果糖尿病不能早期发现,治疗不及时,病情控制不好,各种急性和慢性并发症随之出现。糖尿病的危害主要来自并发症。研究表明,糖尿病发病后10年有30%~40%的患者至少会发生一种并发症。糖尿病的高并发症发生率,导致了高致死率和高致残率。此病合并冠心病、心肌梗死比非糖尿病者高3~4倍,70%糖尿病患者死于心血管疾病。合并脑血管疾病造成的半身不遂也不少见。糖尿病病程超过10年以上,半数以上的人有眼睛视网膜病变,是造成失明的主要原因，占全体失明人的第二位。超过10年以上的病程也多伴有糖尿病肾病，若不能早期发现及时治疗，将进一步损坏肾功能而进入尿毒症期，也是主要死因之一。半数以上的患者可以合并有周围神经病变，可以有四肢麻木、感觉减退。当皮肤烫伤、割破后，没有疼痛感觉，以致很快继发感染，甚至于发展成败血症和下肢坏疽。糖尿病患者还可以合并自主神经病变，表现为胃肠道功能紊乱，经常腹胀、便秘或腹泻。泌尿道感染时没有尿疼尿急的感觉，往往不易早期发现。

糖尿病导致各种并发症的机制是：

(1)长期高血糖可引起大血管、较大血管和毛细血管的管壁增厚并促进动脉粥样硬化，使氧气及其他营养物质难以达到所需的部位。

(2)长期高血压高血脂和高血糖协同加重血管损伤和动脉粥样硬化。

(3)血液的黏度增加，高凝状态易于发生微栓子和血栓。

(4)高血糖使蛋白糖基化可直接损伤组织和器官。

(5)2型糖尿病由于胰岛素敏感性降低，发生胰岛素抵抗可导致高胰岛素血症，在慢性并发症中起重要作用，可诱发高血压和动脉粥样硬化等。

(6)遗传易感性：如果家族成员中已有人患视网膜病变、肾病、神经病变和血管病变，本人患慢性并发症的可能性很大。

三、糖尿病诊治的历史沿革

糖尿病是一个古老的疾病。在古代医学文献中，以中国传统医学对糖尿病的记载最为详细。在世界糖尿病研究史上，中国传统医学最早详细记载了糖尿病的症状及并发症；最早提出营养丰美及肥胖与糖尿病的发病有着密切关系；最早发现糖尿病人尿甜的现象。在治疗方面不仅最早提出糖尿病的饮食疗法及体育疗法，而且在千百年的医疗实践中逐步形成了独具中国特色、内容极为丰富的药物疗法、针灸疗法、气功疗法、推拿疗法、药膳、心理疗法等。在防治糖尿病性视网膜病变方面，亦具有较为广阔的前景。系统整理这些宝贵的历史遗产，对当今糖尿病的研究及防治，无疑具有极为重要的现实意义。

中医称糖尿病为消渴症，公元前400年，我国最早的医书《黄帝内经·素问》及《灵枢》中就记载过"消渴证"这一病名。汉代名医张仲景《金匮》的消渴篇对"三多"症状已有记载。早在唐代名医王焘根据其父患口渴难忍，饮量大增，身上多疖疮，小便水果味，并根据唐朝初年我国著名医家甄立言《古今条验》一书中指出的：消渴病者小便似麸片甜。于是他亲口尝其父小便，果然是甜的。故针对消渴病制订了治疗方案，辅以调整饮食，使其父病情得到控制。他把这些经验写进了《外台秘要》一书。《外台秘要》比10世纪阿拉伯医生阿维森纳的《医典》中关于糖尿病的诊断和治疗早200多年。600年以后英国医生托马斯·威廉才提到病人的小便"其味如糖似蜜"。据考证，糖尿病在古代为帝王贵族之病，多发生在肥胖、多食的富有者之中。

从古至今相隔数千年之久，糖尿病性视网膜病变(DR)仍旧是糖尿病最为严重的眼部并发症，其发病率有增无减，双眼致盲率达眼病之首。中国传统医学对本病的原发病——糖尿病的认识可追溯到2000多年前的《黄帝内经》，当时已认识到消渴病可导致目病，在金元时期的《河间六书》、《儒门事亲》等医籍中也曾有描述，如《河间六书》曰："夫消渴者，多变聋盲目疾。"认为消渴病可导致眼部并发症以及视功能障碍，并且所造成的视力障碍多发生于消渴病的后期，而且提出其因乃为神血亏虚日久变为内障。根据糖尿病性视网膜病变所引起的不同程度的视功能障碍而有不同的称谓，如"暴盲"、"云雾移睛"、"莹星满目"、"视瞻昏渺"等。又因本病具有外无见症，从内而蔽之的特点，故归属于中医学的"内障"眼病范畴。

四、我国糖尿病及糖尿病性视网膜病变流行病学特点

全球糖尿病患者约为2亿4 600万，到2025年这个数字可能达到3亿8 000万。而随着我国人民生活水平的快速提高，生活模式和饮食习惯的改变，以及社会老年化的不断加剧，糖尿病成为继肿瘤、心血管疾病之后的第三位常见慢性病。到2010年中国糖尿病患者已达9 200万，还有1.48亿糖尿病前期患者，超过印度成为全球糖尿病人最多的国家——《中国人群中的糖尿病患病率》刊载于《新英格兰医学杂志》。另据《华尔街日报》报道，每10名成年中国人中就有一名糖尿病患者，另有16%已处在患病边缘。而其中60%的患者血糖控制甚差，将逐渐导致大量的严重并发症的发生。

我国首次糖尿病调查于1978—1979年在上海10万人口中发现患病率为10.12‰，1980—1981年在全国14省市30万人口中患病率为6.09‰(标化患病率6.74‰)，当时我国约有700万糖尿病患者。本病多见于中老年，患病率随年龄而增长，自45岁后明显上升，至60岁达高峰。国内各地区患病率相差悬殊，以宁夏最高(10.94‰)、北京次之，贵州最低(1.51‰)。职业方面，干部、知识分子、退休工人、家庭妇女较高，农民最低，脑力劳动者高于体力劳动者，城市居民高于农村中人。体重超重者(体重质量指BMI≥24)患病率3倍于体重正常者。民族方面以回族最高，汉族次之，少数民族与汉族相仿。我国糖尿病绝大多数属2型(NIDDM)，上海10万人中20岁以下者仅1人(0.09‰)，IDDM的确切患病率据上海医大儿童医院调查研究1980—1991年及1989—1993年期间分别为0.61/万和0.83/万。

1994—1995年在全国约25万人口中(>25岁)又进行了一次

调查,发现糖尿病和 IGT 各占 2.5%,患病数较 15 年前增长了 3 倍多,其主要原因是生活水平提高,生活方式现代化,体力活动减少,营养过剩。

在大量调查的基础上,可总结出我国糖尿病的发病呈现如下特点:

(1)虽与欧美比较中国糖尿病患病率相对为低,但中国拥有世界上最大的糖尿病患者人群。

(2)中国糖尿病约 90%以上为非胰岛素依赖型糖尿病(NIDDM),胰岛素依赖型糖尿病(IDDM)不到 10%。

(3)糖尿病患病的高危因素包括:城市、高年龄组、糖尿病家族史阳性、脑力劳动、肥胖、某些民族(回族、维吾尔族)、移居海外等。

(4)我国糖尿病患病率近 10 年内增长很快,1980 年患病率约为 6.09‰,1993 年患病率达 2.5%,2010 年已达 10%,较 17 年前增长 4 倍。死亡率已上升至继肿瘤、心血管疾病之后的第三位。

(5)遗传对中国糖尿病人的发展具有明显的影响,对 NIDDM 发病影响较大,而对 IDDM 发病相对较小。遗传方式以多基因遗传为主,HLA 与 IDDM 发病有较强的关联,特别是 DR-3 抗原。

(6)中国糖尿病人血管并发症发生率与西方国家比,具有微血管并发症高而大血管并发症低的特点。

(7)中国糖耐量受损(IGT)患病率略低于糖尿病组,但 1986 年到 1997 年我国 IGT 患病率从 0.54%上升到 4.76%,增长了近 10 倍。而且其发病趋于低龄化。

(8)IGT 及糖尿病的转归具有双向性,IGT 可转变为正常人,也可转变为糖尿病者。无症状的糖尿病可转为有症状的糖尿病,也可转为 IGT。

伴随着对糖尿病研究的不断深入,医学家们发现,糖尿病引发的眼部疾病如糖尿病性视网膜病变的发病率正在与日俱增。DR 是糖尿病最常见和严重的微血管并发症之一。世界卫生组织公布，糖尿病性视网膜病变是全世界导致视力缺损和失明的第二大因素。世界卫生组织已经将糖尿病性视网膜病变确定为在世界范围内造成视力损害及失明的一个主要原因。目前我国糖尿病患者中糖尿病性视网膜病变的患病率达 44%～51.3%，成为 50 岁以上患者重要的致盲原因。

目前 DR 流行病学调查的对象主要有两种：一种是以住院患者为调查对象；另一种是以社区人群为调查对象。前者容易组织、资料齐全、省时、费用较低，但是获得的患病率偏高。由于住院患者多合并多种并发症，病变程度较重，因而患病率较高。1998—2001 年青海省西宁市曾对 380 例住院糖尿病患者调查，DR 的患病率 67.89%，增殖性糖尿病性视网膜病变(proliferative diabetic retinopathy，PDR)患病率为 17.82%。后者组织规模较大，耗费巨大人力、财力，但所得数据真实，可以反映人群的真实患病情况。1992—1994 年北京市在首钢职工体检调查时发现 DR 的患病率为 16.9%。

1. 调查方法 目前主要的调查方法是，散瞳后利用眼底镜或前置镜详查眼底来确定病变的程度，但有一定的局限性，费时、工作量大，受其他眼病影响散瞳而漏检。近年来，免散瞳眼底照相机已逐步应用于 DR 的筛检。Hansen 等报道数字化免散瞳眼底照相机筛检 DR 是一种有效省时的方法。

2. DR 的患病率及危险因素 由于调查方法、诊断标准和调查对象的不同，DR 的患病率也不相同。调查项目及检测标准的不同，所得出的危险因素也略有差异。

国外多项以糖尿病人群为基础的 DR 流行病学调查显示，DR 的患病率略有差异。意大利 2004 年调查显示，DR 患病率为 34.1%，PDR 患病率为 4.5%；印度 2004 年调查显示，DR 患病率为 34%；印度 2005 年调查显示，DR 患病率为 17.6%；泰国 2002 年调查显示，非 PDR 患病率为 18.9%，PDR 患病率为 3%；丹麦

2001 年调查显示，新诊断糖尿病患者 DR 患病率为 5%；丹麦 2000 年另一项调查显示 DR 患病率为 31.5%。国内何守志等在 1992—1994 年北京首钢职工体检调查时发现 DR 的患病率为 16.9%；1994—1995 年北京同仁医院眼科参与的糖尿病流行病学调查，DR 的患病率为 9.84%；1998—2001 年青海省西宁市张春元对 380 例住院糖尿病患者调查，DR 的患病率 67.89%，PDR 患病率为 17.82%。

第二节　糖尿病及糖尿病性视网膜病变的病因

一、糖尿病及糖尿病性视网膜病变的西医病因

糖尿病是影响人们健康和生命的常见病，属于全身性慢性内分泌代谢性疾病，实际上糖尿病并非是单一的疾病，而是一组临床综合征，表现的共同特点是高血糖。它的病因是多种多样的，发病机制也比较复杂。大多数情况下，可能是在遗传方面易感的人对各种环境因素相互作用的结果。有些易感因素能被测知，从而可以识别出有高发病危险性的人，及时采取有效措施，有可能降低某些环境因素（包括营养过度和营养不足）诱发糖尿病的风险。

从先天来看，糖尿病的遗传因素占发病因素的 50%，所以对于有糖尿病家族史的人，得糖尿病的几率会比普通人大很多，尤其 2 型糖尿病患者的子女更容易受家族遗传的影响。如果父母都是糖尿病患者，那么他们的子女得糖尿病的几率更是高达 1/4 左右。

（一）遗传因素

遗传因素在糖尿病发病机理方面的重要性，已越来越受到医学专家的关注。根据糖尿病遗传理论的最新进展，以下几点都和

糖尿病的遗传易感性有关。

第一类是孟德尔遗传。目前已知4种单基因变异可引起2型糖尿病。第一种是胰岛素基因突变:由于密码区的点突变,导致胰岛素肽链上氨基酸密码的改变,产生氨基酸排列顺序异常的胰岛素分子。第二种是胰岛素受体基因突变:目前已发现40余种点突变,临床上可分为A型胰岛素抵抗、妖精容貌综合征等。第三种是葡萄糖激酶基因突变:现已发现20余种点突变,与2型糖尿病的亚型,即成年发病型青少年糖尿病有关。第四种是腺苷脱氨酶基因突变:其基因多态性亦与成年发病型青少年糖尿病有关。

第二类是非孟德尔遗传。目前认为,大多数2型糖尿病属非孟德尔遗传,为多基因——多因子遗传疾病。

第三类是线粒体基因突变。这是目前国际上惟一能进行发病前正确预测的一类糖尿病。前几年,我国就已经在上海和广州等大城市建立了线粒体基因突变糖尿病分子生物学诊断部门,可以用分子遗传学方法在基因水平诊断2型糖尿病亚型,并且已经在基层医院开展诊断工作。

当然,并不是说没有家族史的人就可以高枕无忧了。很多病人并没有糖尿病的家族病史,而是忽视了环境因素及自身饮食习惯等产生糖尿病的影响,没有预防糖尿病的意识,使自已成了家族中的“先例”。

(二)不健康的生活习惯

如果说先天遗传的糖尿病患者多少是“病出有因”的话,那么那些没有家族史的患者则应该说是“难辞其咎”了,因为他们大多数人的患病原因都与饮食习惯以及生活习惯脱不了干系,如不良的饮食习惯、体力活动减少、肥胖、大量饮酒、精神紧张等。工作压力大的人易患糖尿病,首先是由于精神长期高度紧张,造成肾上腺素分泌过多,从而引起血糖、血压的持续增高。另外,其他的危险因素在工作压力大的人身上也经常能找到，大大增加了他们患糖尿病的危险。《身心失调医学》杂志刊登以色列最新研究显示，工作负荷越大、工作压力越大的人士，越容易患上2型糖尿病。以色列特拉维夫大学对667名高级行政人员、中层行政人员及专业人士（如工程师、教师、实验室工作人员、计算机技术员）等进行研究，发现高度工作负荷和压力的人，出现2型糖尿病的几率较工作负荷和压力低的人高84%。研究者推测其原因是：首先，精神紧张就会使对抗胰岛素的肾上腺素、甲状腺素等激素的分泌增多，同时，精神紧张使中枢神经系统发生紊乱，也会引起内分泌失调。最近还发现，大脑皮层紧张时可分泌一种激肽（脑激肽），它能促使血糖升高，可能是2型糖尿病的诱因之一。

美国研究人员对女护士进行的一项大规模调查研究显示，抑郁症状可中度增加发生2型糖尿病的危险。该研究分析了1992年以来7万余名年龄在45～72岁之间、从未诊断过糖尿病的女性的资料，结果在随访4年时发现。而有抑郁症状的女性在考虑到年龄、体重和其他潜在危险因素后，发生2型糖尿病的危险比无症状者增加22%。

虽然研究者认为此数据需要进一步核实，但他们认为，抑郁症状确实可增加并发2型糖尿病的危险。

（三）肥胖

肥胖是2型糖尿病的重要诱发因素。过度肥胖的危险在于体重越重，就需要越多的胰岛素来维持血糖达到正常水平，胰岛素很可能会由于超负荷运作而变得失去功能。有一种向心性肥胖危险性更大，这是一种腰围与臀围的比例大于0.90的肥胖。因为这种肥胖是脂肪细胞体积的肥大，而不是脂肪细胞数量的增生，这种肥大的脂肪细胞上胰岛素受体数目减少，易发生胰岛素抵抗，是发生糖尿病的重要指征。

应该指出的是：并不是肥胖的人才会得糖尿病，美国学者的一项研究表明，正常体重的老年男性和女性，如果有大量的腹部内脂肪和肌肉间脂肪，仍然有发生 2 型糖尿病的危险。该研究结果发表在《Diabetes Care》2003，26：372 上。主要研究者、美国匹兹堡大学内分泌与代谢系 Goodpaster 博士说，他们的研究发现，即使是不超重的老年人也有可能患糖尿病，重要的因素是体内过量的脂肪储存在何处。尽管 2 型糖尿病的患病率在 65 岁以上人群是高的，但这组人群的肥胖率仅为 14%。相比之下，50 岁年龄组为 24%。Goodpaster 认为，老年人在肥胖、胰岛素抵抗和 2 型糖尿病之间也许有某种联系。

该研究纳入 2 964 名老年人，平均年龄 73.6 岁，其中 48.5% 为男性，58.3%为白人。受试者中 51%的人糖耐量正常，21%的人糖耐量受损，24%的人患 2 型糖尿病。用 CT 扫描确定腹部与大腿的脂肪量，结果显示，糖尿病的患病率，肥胖组高于超重组和正常体重组。30%的肥胖男性和 34%的肥胖女性患有 2 型糖尿病。2 型糖尿病病人和糖耐量受损者肌肉间脂肪量高于糖耐量正常者；同时，内脏脂肪比例亦高于糖耐量正常者。尽管大腿部脂肪量相似，但糖尿病患病率与体重正常者无明显差异。

该研究还发现，在 2 型糖尿病患者中，22%是正常体重的男性，12%是正常体重的女性；另外 14%的男性和 22%的女性有糖耐量受损。结合另一项前瞻性研究，这意味着有 2/3 的 2 型糖尿病男性不是肥胖者，女性亦相似。Goodpaster 说，这提示老年人患糖尿病或糖耐量受损，肥胖并非必要条件，脂肪的分布状态是决定胰岛素抵抗和葡萄糖内环境稳定的重要因素。

应用以下危险因素评估可作为糖尿病初步预测：

(1)遗传倾向：如果父母有一人患病，其子女的发病率比正常人高 3～4 倍。

(2)上体肥胖：腰围与臀围之比大于 0.7～0.85，可作为诊断糖尿病的一项指征。

(3)菱形舌炎：舌体的中央部位乳头萎缩，可见局部(一块)无舌苔覆盖的菱形缺损区，有该症状者发生率高达 61.7%。

(4)45 岁以上：80%糖尿病病人发病在 45 岁以上。

(5)排尿困难：男性糖尿病患者出现排尿困难者约为 21.7%～42.3%。

(6)筋腱反射减弱：筋腱反射消失伴糖耐量试验异常者高达 53.3%，而正常人仅占 3.4%。

(7)周围神经炎：糖尿病病人 40%左右出现上述症状。

糖尿病性视网膜病变是糖尿病的重要并发症，糖尿病期 1～5 年，发生视网膜病变者少于 10%；6～9 年可达到 10%；10～15 年超过 50%；16～25 年为 80%。目前研究发现 DR 的发生与多种因素相关：如多元醇通路、糖基化终末产物（AGEs）、蛋白激酶(PKC)、血管内皮增殖因子、HbA1c、高密度脂蛋白（HDL）、空腹血糖、微循环障碍、血压异常、发病年龄、病程等。病程、空腹血糖、餐后 2 小时血糖及 HDL 是 DR 的重要影响因素，其中微量蛋白尿与 2 型糖尿病独立相关，糖尿病病程、糖化血红蛋白升高也是得到共识的相关因素。提示在糖尿病的社区防治过程中，必须对患者进行定期眼底检查，必要时行眼底荧光血管造影等全面检查，做到早发现、早治疗，以免延误诊治。严格的糖尿病管理，可以延缓其发生，一旦并发并形成新生血管，则糖尿病性视网膜疾病将很难得到有效的控制。

糖尿病导致视网膜病变与以下因素有关：

(1)病程：病程是最重要而且得到肯定的因素。英国前瞻性糖尿病研究（United Kingdom Prospective Diabetes Study，UKPDS）流行病学调查 1 919 例糖尿病患者，诊断时 1 216(63%)例患者没有视网膜病变，6 年后 22%患者发生了视网膜病变，703 例(37%)诊断时有视网膜病变，再过 6 年 29%患者视网膜病变进展了Ⅰ～

Ⅱ期。

1984 年，威斯康星州 DR 流行病学研究（Wisconsin Epidemiological Study of Diabetic Retinopathy，WESDR）调查显示，1 370 例 DR 与 PDR 均与病程有关，DR 患病率病程在 5 年以下者为 28.8%，超过 15 年者为 77.8%，PDR 患病率病程在 5 年以下者为 2%，超过 15 年者为 15.5%。1994 年北京同仁医院流行病学调查显示，DR 患病率仅为 9.84%，32 例 DR 患者中有病程记录者 14 例，病程 1 年者 3 例，5 年者 4 例，10 年者 6 例，超过 15 年者仅 1 例，其余均为新发病例。

（2）血糖水平及血糖控制质量：血糖水平是影响 DR 进展公认的危险因素。Berinstein 等报道 DR 和 PDR 患者平时空腹血糖显著高于非 DR 患者，差异具有统计学意义。Kohner 等、Roy 与许多国内外学者报道结果均一致，而且经多因素 Logistic 回归分析血糖水平是 DR 的一个独立危险因素。血糖水平就是反映血糖控制质量的一个瞬时指标，而糖化血红蛋白水平是反映长期血糖控制质量的平均指标。按血糖水平或糖化血红蛋白水平来划分的血糖控制质量的好坏，血糖控制质量好的糖尿病患者 DR 患病率明显低于控制差的患者。El-Asrar 等报道血糖控制差的患者 DR 患病率（40.5%）高于血糖控制一般（28.7%）和控制良好（18.9%）的患者。

（3）高血压和心电图改变：是反映大血管病变的两项指标。虽然大血管病变与微血管病变是糖尿病并发症中两组独立的疾病群，但是大部分国内外文献显示高血压与 DR 有关联。Berinstein 等报道，DR 患者收缩压高于非 DR 患者，但舒张压没有差异。WESDR 调查发现：对于 1 型糖尿病患者来说，舒张压是独立于糖化血红蛋白和蛋白尿之外的 DR 危险因素。UKPDS 调查显示收缩压是进入多因素 Logistic 回归方程的一个相关因素。与非糖尿病患者组比较，糖尿病患者组中动脉粥样硬化的患病率较高，主要侵犯大、中动脉，引起冠心病。Klein 等的一项前瞻性调查发现，DR 的严重程度与心绞痛和猝死的发生率有关。Wong 等在 WESDR 调查中发现，脉率可能是除其他危险因素以外的一个临床相关因素，高脉率糖尿病患者更易发生 DR 和伴随的黄斑水肿，但经其他危险因素调整后，这种相关关系便消失了，故是否相关尚待研究。

(4)血脂：多年的研究表明，血脂水平和 DR 有关。Dornan 等发现总血胆固醇与 DR 有联系。最近，早期治疗糖尿病性视网膜病变研究(Early Treatment Diabetic Retinopathy Study，ETDRS)和 WESDR 研究组发现血总胆固醇和低密度脂蛋白与 DR 患者视网膜硬渗严重程度有统计学关联，DR 进展与血甘油三酯和低密度脂蛋白有联系。EURODIAB 1 型糖尿病并发症研究组(The EURODIAB IDDM Complications Study Group)显示血胆固醇与各级视网膜病变有联系，并且甘油三酯也与重度非增生性和增生性视网膜病变严重程度有关联。但另外几项研究却报道了相反的结果。Sinav 等报道血总胆固醇、低密度脂蛋白和高密度脂蛋白与 PDR 相关联，与血甘油三酯无关联。Marshall 等也发现胆固醇在 1 型糖尿病患者与 DR 的发生和进展无关联。Weber 等报道在儿童 1 型糖尿病血甘油三酯与视网膜病变有相关性，而胆固醇没有这种关联，然而有些研究显示高密度脂蛋白是儿童 1 型 DR 进展的最重要危险因素。

(5)肾功能：糖尿病的微血管病变主要包括糖尿病性肾病、DR 和糖尿病性神经病变。El-Asrar 等调查发现肾脏病变与视网膜病变严重程度高度相关，轻、中度非 PDR 患者肾脏病变患病率为 14.4%，重度非 PDR 患者肾脏病变患病率为 17.4%，PDR 患者肾脏病变患病率为 56.3%，差异具有统计学意义，结论为肾病是视网膜病变严重程度的相关因素。Manaviat 等调查显示在 590 例 2 型糖尿病患者中微量蛋白尿患病率为 25.9%，说明肾脏受累与

DR 的发生是高度相关的。众多学者一致认为糖尿病性肾病和 DR 同属于糖尿病的微血管病变，肾脏的受累必然预示视网膜病变的发生或进展，因此把糖尿病性肾病的出现作为 DR 的一个预警信号。

(6)其他因素：还有一些因素与 DR 有关，如糖尿病类型、种族、家族史、肥胖、吸烟和饮酒、妊娠、眼病及手术史、血糖控制方式、环境因素和基因等。

综上所述，DR 是一种严重危害糖尿病患者视力的疾病，若延误治疗时机会造成不可逆的永久性视力损害。常见的危险因素主要有病程、血糖控制水平、高血压、肾脏病变等。因此，早期开展对 DR 及其危险因素的筛查和治疗，可以尽早地发现 DR 和进行有效的预防或治疗。

视网膜病变是糖尿病患者丧失视力的一个重要原因。对于患有任何程度黄斑水肿、严重非增生性糖尿病性视网膜病变，或任何增生性糖尿病性视网膜病变的患者，应该迅速转诊给糖尿病性视网膜病变专家。对于 T_1DM 和 T_2DM，糖尿病性视网膜病变是高度特异的微血管并发症，其患病率与糖尿病病程高度相关，是20～74 岁成人新增失明病例最常见原因。糖尿病患者发生青光眼、白内障和其他眼病的时间提前，也应该检查。强化糖尿病治疗使血糖接近正常，能够预防和延缓糖尿病性视网膜病的发生。糖尿病肾病的发生与视网膜病变的发生相关。已知高血压是黄斑水肿的危险因素，而且与增生性糖尿病性视网膜病的进展有关。T_1DM 患者妊娠能够加重糖尿病性视网膜病，妊娠期和产后 1 年内视网膜病可能暂时加重。

了解从确诊时算起的 IDDM 视网膜病变的自然病程、与血糖控制的关系，以及它与其他危险因素的关系是非常重要的。对狗的 IDDM 动物模型的研究资料显示，只有在发病后最初 2 年半内能成功地控制血糖，才能有效地防止视网膜病变的发生。大多数有关血糖控制和视网膜病变关系的流行病学资料报告了不同群体暴露于血糖、血压等多种危险因素下的患病率，但均非从疾病开始发生时即进行观测。尽管这些研究资料提示，在糖尿病病程中的任何阶段控制血糖均有助于降低发生视网膜病变的危险，但这些资料并不能判断从开始发病时就满意地控制血糖，是否比从糖尿病病程较晚的阶段开始满意地控制血糖更能有效地防止视网膜病变的发生。在糖尿病控制与并发症研究中，研究对象的年龄为 13 岁及以上，患糖尿病已有 1～15 年。这项研究的资料提示，与糖尿病较晚期才开始胰岛素强化治疗的患者相比，在糖尿病的早期即开始进行该治疗更有利于减少视网膜病变进展的危险。其他有关视网膜病变与血糖控制及血压的关系的研究资料，来自专科诊所有所选择的患者的检查结果。这些资料也提示，在确诊后血糖即得到控制的患者中，发生视网膜病变的危险较少。尽管临床研究的资料显示，及时的激光光凝治疗能够减少因视网膜病变引起的视力丧失，但人们更愿意采用非手术途径以减少视力丧失。控制血糖是这些途径中的一种。最近的流行病学研究和临床研究的资料显示，在胰岛素依赖型糖尿病（IDDM）患者中，控制血糖降低了视网膜病变的发病率及其进展。但是这仍然难以解释，为何在血糖接近正常甚至控制良好的 IDDM 患者，仍有发生视网膜病变的危险。

二、糖尿病及糖尿病性视网膜病变的中医病因

中国传统医学对糖尿病的认识已有悠久历史，在大量的中医文献中记载了有关糖尿病并发视网膜病变的病因病机、治则治法、处方用药及预防调护等丰富宝贵的资料。

糖尿病的发病因素主要有：

1. 先天禀赋不足，脏气虚弱。

2. 饮食不节，积热伤津。

3. 情致失调，郁火伤阴。

4. 房劳过度，肾精亏损。

5. 过服温燥药物，耗伤阴津。

辨证论治是中医治疗糖尿病的精髓，远在宋代，上、中、下三焦分型论治“消渴”的格局即已形成，并由此产生了“三消”分治的辨治方法。随着中医学不断发展，现代中医学对糖尿病的认识越来越深入，“三消”分治的观点已逐渐被脏腑辨证的理论所代替，使之更加符合临床实际。根据消渴病的病因病机分三期论治：

一期为消渴病前期。消渴病尚未形成，但有可能发展为消渴病。该期的主要病机特点是“阴虚”。形成阴虚的原因主要是禀赋有亏、贪食甘美、过度安逸，可表现为阴虚肝旺、阴虚阳亢、气阴两虚。一期病人多有形体肥胖、头晕乏力、口甜等症状，但因尚未化热，所以往往没有消渴病“三多一少”的典型表现。

二期为消渴病期。此期消渴病已经形成，但尚未出现并发症。此期的病机特征是“阴虚化热”，即病人在一期的基础上逐渐发展而成，加之情志不舒、肝气郁结，或因外邪侵袭，或因过食辛辣燥热，或因劳累过伤，均可化热化燥伤阴，持续耗气伤正，从而可转化为阴虚燥热、肝郁化热、湿热困脾、热伤气阴等证候。

三期为消渴病并发症期。其主要病机特征是气血逆乱、血脉不活、经脉瘀阻，可逐渐出现皮肤、肌肉、血脉、筋骨、神经、五脏六腑等各种急慢性病变。临床上对急性病变分为轻、中、重三度，对慢性病变分为早、中、晚三期，根据不同的临床表现辨证论治。由于消渴病的慢性病变主要伤及各个组织器官，往往成为糖尿病患者致死的主要原因，因而，早期防治尤其重要。病人可根据自身的症状特点，如在口渴喜饮、多食多尿的基础上出现视物模糊、胸闷心悸、心慌气短、心前区闷痛、头晕健忘、神疲乏力、肢体疼痛、手足麻木、肌肉萎缩、下肢及颜面浮肿、性欲减退或阳痿、闭经，甚至出现严重心律紊乱、肾功能不全、脑梗死、脑出血等，应中西医结合强化治疗。其中,中医治疗多采取调整脏腑、补虚泻实、标本兼治、平衡阴阳等治疗法则,针灸、推拿、内服、外治综合治疗,往往可以收到较好的临床疗效。

糖尿病性视网膜病变属于中医"内障"、"视物变形"、"云雾移睛"、"青盲"、"暴盲"等范畴。类似于中医学的视瞻昏渺、暴盲等,古人早就认识本病为消渴日久所导致的严重并发症之一。指出精血亏损,目睛失养是导致本病的主要原因。近年来,各地对本病做了深入系统的研究,取得了较大进展,对中医病机的进一步认识,推动了本病的治疗。我们在长期临床研究的基础上已经认识到,本病的主要病机为气阴两虚、痰浊瘀血、目络阻滞,目睛失养。在治疗上以益气养阴为主,兼以化痰活血,分期辨证施治,今后研究工作中,进一步发挥中医和元素医学优势,结合现代医学的先进诊治手段,中医和元素结合,必将使本病的疗效有进一步的提高。

血糖控制的好坏直接影响到糖尿病眼底改变发生的迟早,而肥胖、吸烟、高血脂、妊娠、高血压等往往加重糖尿病性视网膜病变的程度。

DR 是糖尿病严重的微血管并发症之一,防治 DR 是糖尿病治疗的一个重要课题。随着近年来科学的飞速发展,中医药防治 DR 的研究亦日趋深入,中医药治疗在提高患者视力,改善眼底病变及全身症状、提高患者生活质量方面具有其独特的优势。中医认为 DR 的病因主要责于阴虚、血瘀、痰浊、气虚、血虚等,总由肝、脾、肾脏腑虚损,真元耗伤,气血在经络输布失常所致,病位主要在肝,与五脏六腑经络、气血精津皆相关,DR 的发病"以虚为本",属"本虚标实"。脾气虚是糖尿病性视网膜病变发生之根本,脾气亏虚,痰瘀内生是 DR 发生的重要机制,气虚证、湿证、瘀证贯穿各病程的始终。其标为血瘀痰湿,而"瘀血"的成因多为阴虚致瘀、虚火致瘀、气滞血瘀、气虚血瘀、实火血瘀 5 个方面,并将瘀血所致病变归纳为目失所养、瘀阻目络,血不循经、瘀阻目络,浊邪壅滞 3 种。

目络瘀阻，日久不愈，血行不畅，精血不能濡养视衣，目精失养，神光失灵，则可出现视觉功能障碍。邪客络脉，营卫运化失常，营气涩而不行，卫气郁而不舒，则津液失渗，停聚络脉内外而痰瘀互结，则出现增殖性病变。进一步发展，机化牵拉，导致视网膜剥脱而失明。中医能通过辨证论治，将养阴、健脾、益气、活血等治法巧妙结合，从而使 DR 得到有效治疗，并且能发挥整体调节的优势，在有效降糖的同时，通过化痰活血等治疗降低血液黏稠度和血脂等，改善微循环，有效延缓 DR 的发生和发展。但中医治疗 DR 的方法虽较多，至今仍没有根治的办法，故应在充分发挥中医药优势的同时注意结合现代医学手段，进行系统的临床与实验研究，提高疗效，并阐明中医治疗 DR 的作用机制，更深入、更科学、更全面地开展好 DR 的防治工作。

第三节 糖尿病性视网膜病变的发病机制

一、糖尿病的西医发病机制

糖尿病是一复合病因的综合病症，凡是可导致胰岛素缺乏或胰岛素抵抗的因素，均可使具有糖尿病遗传易感性的个体发生糖尿病。因此，自胰岛素在 B 细胞内合成、分泌，通过血循环转运及作用于靶细胞整个过程中，任何一个环节的异常均可发生糖尿病。现分三方面简述。

(一)胰岛 B 细胞水平

1. 胰岛素基因突变 目前应用 RFLP 和 DNA 重组技术，发现因胰岛素基因密码质点突变导致的异常胰岛素有两类：A 胰岛素结构异常。第 11 对染色体短臂上胰岛素基因突变，B 细胞合成变异胰岛素。变异胰岛素的免疫活性仍属正常,但生物活性很低。正常胰岛素分子与受体结合的部分是胰岛素分子的生物活性区,迄今已报告的异常结构胰岛素有 B_{25} 苯丙氨酸被亮氨酸取代。B_{24} 苯丙氨酸被丝氨酸取代,A_3 缬氨酸被亮氨酸取代等三种变异胰岛素综合征,均表现为 NIDDM。临床特点是高血糖,高胰岛素血症,对外源胰岛素反应正常,胰岛素受体正常,血清中不存在胰岛素抗体及胰岛素受体的抗体。B 胰岛素原过多。正常情况下,胰岛 B 细胞分泌的胰岛素中约含胰岛素原 5%。胰岛素基因突变,B 细胞合成的胰岛素原中 C 肽与胰岛素的连接点本来是精氨酸,却被组氨酸取代。胰岛素原经蛋白酶作用时水解不完全,大量的胰岛素原未能转变为胰岛素而进入血液循环。胰岛素原的生物活性只有胰岛素的 5%,但在放射免疫反应中与胰岛素有交叉反应,所以测定显示高胰岛素血症。临床表现为糖耐量低减或 NIDDM。

2. 胰岛素合成与分泌异常 胰岛 B 细胞遭到自身免疫反应或化学物质的破坏,细胞数量减少,合成胰岛素减少或缺如,则出现胰岛素绝对缺乏的 IDDM。另外,B 细胞膜上葡萄糖受体异常,对血糖浓度不敏感;或者合成胰岛素量减少,细胞内储存的胰岛素很少。在摄入葡萄糖以后,胰岛素分泌的高峰后移,不出现早期快速相,因而饭后血糖升高,常表现在 NIDDM 病人中。

(二)血液循环中对抗胰岛素的物质增加

血液循环中,对抗胰岛素的物质可分为激素类与非激素类,两类均有对抗胰岛素的作用,使血糖升高。

1. 激素类物质 如胰高血糖素、儿茶酚胺、生长激素、促肾上腺皮质激素、肾上腺皮质激素、促甲状腺素、甲状腺素等,其中某种激素在血液中浓度异常升高,对抗胰岛素的作用,而使血糖升高。

据 Unger 等强调指出,糖尿病中高血糖发病机制不仅由于胰岛素相对和绝对不足,而同时必须有胰升血糖素的相对或绝对过多。正常人血糖过高时胰升血糖素受抑制，但糖尿病患者则不受抑制，尤其在酮症酸中毒时，经胰岛素治疗后方可恢复。在血糖未得到有效控制的糖尿病患者中也往往升高。因此，胰高血糖素血症，为引起血糖过高的一个组成部分，这是 Unger 等所提出的二元论学说，即在糖尿病的发病机制中不仅胰岛素相对和绝对不足，而且同时伴有胰升血糖素的相对或绝对过高，但确切原因未明。

胰岛 D 细胞分泌的生长抑素（GHRIH，SS）对胰岛 B 细胞分泌胰岛素与 A 细胞分泌胰高血糖素均有抑制作用，且以抑制胰高血糖素占优势，故可防治 IDDM 中撤除胰岛素后引起的糖尿病酮症酸中毒。据 Unger 及 Orci 推测认为，在正常人中此三种细胞分泌三种激素呈旁分泌作用而相互调节，使血糖维持在正常范围内。当 B 或 D 细胞功能低下而分泌不足时，均可促使胰升血糖素过多而导致高血糖与糖尿病（三元论学说）；但 Felig 等认为，在糖尿病发病机制中仍以胰岛素相对或绝对不足为主要病理生理基础，胰升血糖素的作用仅可加强高血糖或为从属的次要因素。

2. 非激素类物质　如胰岛素抗体及胰岛素受体抗体。在黑色棘皮病病人中可发现血清中存在胰岛素受体抗体。受体与其相应的抗体结合后，胰岛素不能与受体结合，胰岛素不能发挥生理作用。黑色棘皮病带有胰岛素受体抗体的病人具有家族性、高血糖及严重的胰岛素抵抗等特点，属于自身免疫性疾病。

（三）糖、脂代谢紊乱

由于各种因素引起胰岛素绝对或相对不足而引起的糖、蛋白质、脂肪代谢紊乱，以及水、电解质的代谢紊乱。我们每天的饮食如米、面、鱼、肉、蛋、油等，都是由糖、蛋白质、脂肪所组成，这些食物的化学结构复杂，食入后必须经过肠道的消化使其成为结构简单的物质，这些物质再合成为人体自身需要的蛋白质、脂肪和糖原固定和储存起来。而糖尿病人由于自身胰岛素不足或胰岛素的敏感性降低，不能维持糖、脂肪、蛋白质的正常代谢，使食入的营养物质不能被人体所利用和储存。糖不能被很好地利用，使人体内血糖浓度过高。当血糖超过一定限度，达到 8.9～10.0mmol/L(160～180mg%)时，葡萄糖就会经肾脏随尿排出，即为尿糖。尿糖带走了许多水分，临床表现为多尿，进而口渴多饮。食入的营养物质不能在体内利用与储存，为了维持代谢所需要的热能，只能分解和消耗体内脂肪和蛋白，因此表现为体重下降、疲乏无力和易饥多食。病程长、治疗不理想的病人，容易发生心血管、脑血管、肾、眼底视网膜及神经系统的慢性病变，甚至造成失明和致残，严重影响健康和工作能力。此外，糖尿病病人很容易发生皮肤化脓性感染、泌尿系感染、肺结核、真菌感染等。严重病例还可以发生酮症酸中毒、高渗性昏迷、乳酸性酸中毒等急性并发症而威胁生命。

应该指出的是，1 型糖尿病与 2 型糖尿病的发病机制是完全不同的，分述如下：

1. 1 型糖尿病发病机制 胰岛素绝对不足大多见于 1 型(IDDM)，相对不足大多见于 2 型(NIDDM)病者。绝对不足的证据有以下几点：①空腹血浆胰岛素浓度很低，一般＜4μu/ml(正常值为 5～20μu/ml)，甚至测不出；血及 24 小时尿中 C 肽均很低，常不能测出。②用葡萄糖或胰升糖素刺激后血浆胰岛素及 C 肽仍低，呈扁平曲线。③对磺酰脲类治疗无效。④病理切片上示胰岛炎，早期有淋巴细胞等浸润；后期 B 细胞呈透明变性、纤维化，B 细胞数仅及原来的 10%。相对性胰岛素分泌不足，表现于空腹血浆胰岛素及葡萄糖刺激后胰岛素释放试验中的浓度均低于相应体重的非糖尿病者。但肥胖的 2 型糖尿病者血浆胰岛素浓度基值或刺激后高峰均比正常对照为高，仅比相应体重而非糖尿病者低且高峰延迟出现。葡萄糖刺激后正常人胰岛素高峰见于口服糖后 30～60 分钟内，2 型病人的高峰约延迟 30～45 分钟出现。见图 1-1。

1 型糖尿病者每日胰岛素分泌量最少，空腹基值及糖刺激

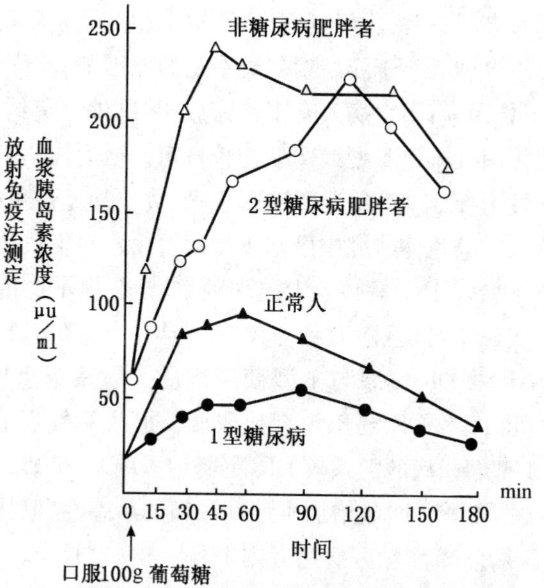

图 1-1　胰岛素释放试验中正常人、非糖尿病肥胖者及 2 型糖尿病肥胖者与 1 型糖尿病人血浆胰岛素浓度对比

注：①正常人空腹血浆胰岛素浓度为 5～20μu/ml，口服 100g 糖后明显增高，约 45 分钟时达最高峰，胰岛素浓度为 250μu/ml 以上，3 小时后未恢复正常。

②肥胖者（非糖尿病人）空腹血浆胰岛素浓度比正常人为高，口服 100g 糖后 90～120 分钟才出现高峰，但低于正常。

③1 型糖尿病者空腹血浆胰岛素浓度稍低于正常，口服 100g 糖后 90～120 分钟才出现高峰，但低于正常。

④2 型糖尿病肥胖者空腹血浆胰岛素高于正常或正常，口服 100g 糖后 2 小时才达高峰，较正常者明显增高，但较相应体重肥胖而非糖尿病者为低。

⑤上述数据说明糖尿病者分泌胰岛素较正常相应体重者为低，且高峰延迟出现，提示胰岛素分泌相对不足，1 型糖尿病（幼年型、消瘦者）分泌更少。

后峰值均明显低于正常，提示绝对分泌不足。体重正常的 2 型糖尿病者胰岛素分泌量低于正常人，且糖刺激后峰值也低而延迟出现，但肥胖糖尿病人的分泌量大于正常人，且空腹基值和糖刺激后高峰明显高于正常人，但延迟出现，提示相对性胰岛素分泌不足且释放反应迟钝。至于胰岛素分泌不足的原因则有下列因素：

(1)遗传因素：不少病人有阳性家族史，国外报道约占25%～50%。遗传因素不论1型或2型均较肯定。据近代孪生儿研究，1型中共显性为50%，其余为环境因素；2型中共显性更高达90%以上。从人类染色体研究中已知1型病者第六对染色体短臂上白细胞配伍定型(HLA)等位点上出现频率增减，提示遗传属易感性倾向而非疾病本身，且随人种与民族而异。大量HLA研究总结认为HLAD及DR抗原与1型糖尿病的关联最为重要，尤其是DW_3-DR_3和DW_4-DR_4易患1型糖尿病。最后又发现DQ β链变异体，与1型糖尿病的关系较DR_4更密切。DQ β57非天门冬氨酸和DQα52精氨酸可明显增加1型糖尿病的易感性，但其影响远不如白种人显著。2型糖尿病患者则HLA无特殊标志。

(2)自身免疫：与1型糖尿病患者关系密切。胰小岛的自身免疫反应主要可能通过分子模拟(Mimicry)过程所致。如某抗原的化学和构成型与B细胞酷似，则该抗原产生的抗体也将针对B细胞发动免疫攻击。抗原可以是病毒，也可以是病毒以外的。至于病毒感染后，B细胞严重破坏而发生糖尿病的学说，由于在流行方式和病毒血清学研究中尚存在不一致的结果，以及从发现胰岛细胞损害至出现症状之间当有一个漫长的潜伏期等事实，均表明尚需重新估价。

具有1型糖尿病易感基因的个体，如接触与B细胞组成酷似的外来抗原(孪生抗原)，吞噬细胞即联合2类MHC紧密地与之结合，在白介素Ⅰ和Ⅱ的配合下，经辅助T细胞识别后，即对该抗原发动强烈而持久的免疫反应，产生针对该抗原的特异抗体和免疫活性细胞。由于B细胞酷似外来抗原，因而也受到抗体的攻击。针对外来抗原的抗体与B细胞结合后，吸引吞噬细胞，补体和自然杀伤细胞，吞噬细胞将自身抗原有关信息传递给辅助T细胞，后者进一步扩大针对自身抗原的免疫反应。

1 型糖尿病患者细胞和体液免疫的证据有：①病者可伴有多种其他免疫性疾病，如 Graves 病、桥本甲状腺炎、恶性贫血、原发性慢性肾上腺皮质机能减退症等。②可伴有脏器特异性抗体，包括甲状腺、胃壁细胞及抗肾上腺抗体等。③起病较急而于 6 个月内死亡者有胰小岛炎，其中有 T 淋巴细胞、NK 细胞和 K 细胞浸润。④白细胞移动抑制试验阳性。⑤胰岛细胞抗体(ICA)免疫荧光测定阳性，在 1 型糖尿病病例发病 1～2 年内可高达 85%(正常人阳性率仅 0.5%～1.7%)，后渐下降；后又发现胰岛细胞表面抗体(ICsA)、补体结合胰岛细胞抗体(CF ICA)、细胞毒性胰岛细胞抗体(Cytotoxic-ICA)、64K 和 38K 免疫沉淀抗体等。其中 ICsA、CF ICA 和免疫沉淀抗体选择性作用于 B 细胞。⑥近年发现 1 型糖尿病患者中针对胰小岛细胞抗原的抗体，经鉴定系谷氨酸脱羧酸(GAD)，在近期发病的 1 型糖尿病患者中阳性率为 69%，在发病 3～42 年的患者中仍有 59%阳性率，远较病程>3 年以上的 1 型糖尿病患者，ICA 的阳性率为高。⑦抑制性 T 淋巴细胞数及功能降低，K 细胞数及活性增高。1 型糖尿病患者发病机制见图 1-2。

2. 2 型糖尿病发病机制　2 型糖尿病患者的发病机制与 1 型糖尿病不同，并非因自身免疫 B 细胞破坏所致，主要在基因缺陷基础上存在胰岛素抵抗和胰岛素分泌障碍两个环节。多数学者认为胰岛素抵抗系原发异常，但很可能是二者均需存在，只是表现先后、轻重不一而已。可以分为三期：第一期，有胰岛素抵抗和高胰岛素血症，血浆葡萄糖得以维持正常；第二期，胰岛素抵抗加重，虽有高胰岛素血症，但胰岛素愈高，受体愈不敏感，形成恶性循环，虽有高胰岛素血症，仍出现餐后高血糖症；第三期，胰岛素抵抗仍存在，但胰岛素分泌降低，导致空腹高血糖症。胰小岛分泌功能可因持久的高血糖毒性作用而进一步恶化。在 2 型糖尿病患者的胰腺

始动因素(?病毒或其他抗原)

↓

抗原形成

↓

作用于有遗传倾向的B淋巴细胞

↓

自身免疫反应调控失常(HLA, DW_3DR_3, $DW_4DR_4DQ\beta$ ...)

↓

T淋巴细胞亚群失平衡

① 抑制性T淋巴细胞下降(Ts↓)

② 辅助性T淋巴细胞增多?(Th↑?)

↓

淋巴细胞细胞毒效应增强

① B淋巴细胞抗体产生(ICA, ICSA, CF ICA等)

② K-细胞活性增强

↓

90%胰岛B细胞被破坏,胰岛素分泌减少

↓

第1型(胰岛素依赖型)糖尿病发生

图 1-2 胰岛素依赖型糖尿病发病机制

中发现有淀粉样物质沉积,此系 37 氨基酸多肽称胰淀素(amylin)。正常时胰淀素与胰岛素共同贮存在分泌颗粒中,在胰岛素促分泌剂的刺激下与胰岛素同时分泌。在动物实验中,胰淀素可导致胰岛素抵抗。在小岛中胰淀素的积累可能与 2 型糖尿病患者在晚期时胰岛素分泌衰竭有关。

2 型糖尿病或 NIDDM 患者可以通过以下三水平表现其胰岛素抵抗性。

(1)胰岛素受体前水平:1979 年 Tager 等发现突变胰岛素(mutant insulin)引起的糖尿病,于 B 链上第 25 个氨基酸(苯丙氨酸)为亮氨酸所替代而失效,后又发现 B 链上第 24 个氨基酸(苯丙氨酸)亦为丝氨酸所替代、A 链上第 3 个氨基酸(缬氨酸)为亮氨酸所替代而失效,均引起糖尿病,提示生物合成中胰岛素基因突变而形成结构异常和生物活性降低的胰岛素导致糖尿病。相似情况由于连接肽上第 65 个氨基酸(精氨酸)为组氨酸所置换,也有由于连接肽酶可能有缺陷不能使胰岛素原(proinsulin)分解去 C 肽而形成胰岛素,以致血循环中胰岛素原过多而胰岛素不足,导致糖尿病。但此种异常胰岛素引起的糖尿病在病因中仅占极少数。

(2)胰岛素受体水平:胰岛素受体是一跨膜的大分子糖蛋白,由两个 α 亚基和两个 β 亚基组成。定位于 19 号染色体短臂上的胰岛素受体基因编码,含有 22 个外显子和 21 个内显子。

胰岛素与细胞 α 亚基特异性结合后发生构型改变,导致插于细胞内 β 亚基的酪氨酸激酶活化,这是胰岛素发挥其作用的细胞内修饰的第一步。胰岛素受体基因突变可通过多种方式影响受体的功能:受体生物合成率降低;受体插入细胞膜过程异常;受体与胰岛素的亲和力下降;酪氨酸激酶活性降低;受体降解加速。现已有 30 种以上胰岛素受体基因点状突变或片段缺失与严重的胰岛素抵抗有关。临床上也已发现多个综合征与胰岛素受体基因突变有关,矮妖精貌综合征,脂肪萎缩性糖尿病等。

(3)受体后水平:胰岛素与其受体的 α 亚基结合,β 亚基酪氨酸激酶活化后,细胞内发生一系列目前尚未清楚的变化,胞浆内或细胞器内底物发生磷酸化和去磷酸化,取决于靶组织的特性和不同的关键酶。胰岛素促进各组织的葡萄糖转运及酵解,肝和肌肉的糖原合成,糖异生和糖原分解的抑制。过程中胰岛素需依赖葡萄糖运出体 $GLUT_4$ 及许多关键酶如葡萄糖(G)激酶,糖原合成酶,磷酸果糖激酶,丙酮酸激酶和丙酮酸脱氢酶等的活性。在其中,$GLUT_4$ 和 G 激酶在胰岛素抵抗中的作用,近年来得到深入的研究。$GLUT_4$ 转动 G 依赖于胰岛素,后者激活 $GLUT_4$ 并促进其由细胞内微粒体向细胞膜转位,从而促进 G 转入胞内。已发现肥胖症和 2 型糖尿病患者的脂肪细胞内 $GLUT_4$ 基因表达降低,含量减少,导致胰岛素作用减弱和胰岛素抵抗。G 激酶是葡萄糖代谢过程中的第一个关键酶,催化 G 转变为 6-磷酸-葡萄糖,特异地在肝脏和 B 细胞中表达。G 激酶基因与青少年的成人型糖尿病(MODY)家系高度连锁,其变异通过损害 B 细胞对葡萄糖的感受功能,导致胰岛素分泌不足,最终导致 MODY。2 型糖尿病和 NIDDM 发病机制见图 1-3,主要是在遗传基础上综合多种因素的后果,其中以胰岛素或受体后缺陷和胰岛素抵抗,以及胰岛 β 细胞分泌功能障碍为主要环节。

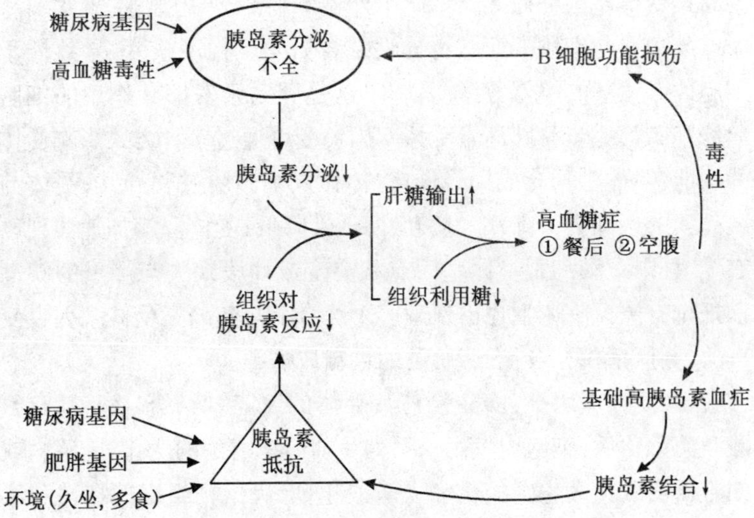

图 1-3 2 型糖尿病和 NIDDN 发病机制

3. 糖尿病的病理改变

(1)胰岛病理:1 型与 2 型糖尿病中病理变化不同。1 型中大多呈胰岛炎。胰岛数量和 B 细胞数大减,提示绝对性胰岛素缺乏。2 型中尤其是肥胖者早期胰小岛大于正常人,B 细胞多于正常人;呈特殊染色,切片示 B 细胞颗粒减少。当糖尿病发生 5 年以上后,则胰小岛数、大小及 B 细胞数均见减少,直至死亡后解剖见下述几种典型变化。据 Warren 等分析 811 例各种年龄糖尿病人胰岛病理结果如下:正常 33%,透明变性 41%,纤维化 23%,水肿变性 4%及淋巴细胞浸润 1%。

胰小岛透明变性者其组织化学呈透明物质染伊红色,分布于 B 细胞内,为一种糖蛋白。于电镜下其亚微结构性质与淀粉样沉淀物全等,故称为胰岛淀粉样变,可能即为胰淀素。此种病变较多见于 40 岁以上的 2 型糖尿病患者及得病 10 年以上者。

纤维化者不论 1 型或 2 型糖尿病者均可呈胰岛纤维化,尤以老年人为多见。在幼年型病者中提示系胰小岛炎后果,终于胰岛完全纤维化,B 细胞常<10%。在 2 型病例中胰岛纤维化常伴胰腺泡纤维化与胰内血管硬化。

(2)血管病变:目前威胁糖尿病病人生命最严重的病理为心血管病变,约 70%以上病人死于心血管性病变导致的各种并发症;血管病变非常广泛,不论大中小血管,无论动脉、毛细血管或静脉,无不可以累及,常并发许多脏器病变,特别是心血管、肾、眼底、神经、肌肉、皮肤等的微血管病变。

1)动脉　动脉粥样硬化见于半数以上病人,发病不受年龄限制,主要涉及主动脉、冠状动脉、脑动脉等。常引起心、脑、肾严重并发症而致死。若周围动脉尤其是下肢足背动脉等硬化可引起坏疽。

2)微血管　包括毛细血管、微动脉、微静脉,其中微血管基底膜增厚、视网膜微血管瘤,以及周围细胞退变是三种主要的微血管形态改变。从光镜及电镜下发现糖尿病中微血管病变的特征为毛细血管基膜增厚:正常基膜厚约 80～250nm,糖尿病人基膜增厚可达 500～800nm。此种微血管病变常伴有微循环异常,为并发许多脏器病变的病理基础。病变范围非常广泛,尤以肾小球、眼底、神经、心肌、肌肉等的微血管为主，引起肾脏病变、眼底病变、神经病变及心肌等肌肉病变，成为决定患者预后的主要因素。

基膜增厚的发病机制有两学说：

①代谢紊乱学说：从最近研究生化测定，已知此基膜增厚系由于糖蛋白沉积，最明确者为肾小球基膜，也见于肾小球系膜中。肾小球内皮细胞、上皮细胞及系膜细胞都能合成此基膜中的物质，在伴有微量白蛋白尿的糖尿病患者中，肾小球系膜细胞及动脉肌中层(myomedial)细胞增殖，两者均能合成胶原蛋白Ⅳ连接蛋白和硫酸类肝素蛋白多醣(HS-PG)等细胞外基质(ECM)，不仅在数量上较无微量白蛋白患者异常增多，且其质量也有改变：在肾小球硬化症中的肾小球基膜(GBM)内带负电荷的 HS-PG 含量明显降低，在冠状动脉中也有类似改变。ECM 或 GBM 中 HS-PG 的降低导致 GBM 的负电荷降低，白蛋白易于自 GBM 漏出，动脉也易于发生硬化。因而微量白蛋白尿不仅是糖尿病肾病的而且也是心血管病的危险因素。毛细血管基底膜增厚与高血糖症和生长素旺盛，促使糖化蛋白合成增强，分解减慢有密切关系。

②遗传学说：毛细血管基膜增厚可见于糖尿病前期，但此时代谢紊乱尚不明显，故认为由于遗传因素所致。

基膜或细胞外基质(ECM)主要功能为：保持结构完整和抗增殖作用。基膜增厚时，交链度发生改变，加以负电荷降低，通透性增高，小分子蛋白漏出形成微量白蛋白尿，以致蛋白尿和晚期肾脏病变。并可发生眼底视网膜病变和动脉硬化症。

(3)肾脏：有糖尿病性肾小球硬化者占 25%～44%，可分结节型、弥漫型及渗出型 3 种，尤以 1 型糖尿病中为常见。此外，肾盂肾炎及肾小动脉硬化亦常见，坏死性肾乳突炎罕见。死于糖尿病昏迷者，可发生急性肾功能衰竭伴肾小管坏死。

(4)肝脏：常肿大，有脂肪浸润、水肿变性及糖原减少，脂肪肝常见。

(5)心脏:除心壁内外冠状动脉及其壁内分支呈广泛动脉粥样硬化伴心肌梗死等病变外,心肌病变亦已肯定,有尸检及多种动物模型(包括BB鼠糖尿病)等许多佐证。心肌细胞内肌丝明显减少,电镜下可见大量肌原纤维蛋白丧失,严重时心肌纤维出现灶性坏死。心肌细胞内有许多脂滴和糖原颗粒沉积。线粒体肿胀、嵴断裂、基质空化,心肌细胞膜破裂,并可见髓质小体、脂褐素颗粒等形成。闰盘黏合膜细胞间隙增大,BB鼠中糖尿病超过16周者才出现微血管病变,基膜增厚,内皮细胞增生,血管壁增厚,内有PAS染色阳性的糖蛋白及玻璃样物沉积。血管周呈心肌间质纤维化。

(6)神经系:全身神经均可累及。以周围神经病变最为常见,呈鞘膜水肿、变性、断裂而脱落;轴突变性、纤维化、运动终板肿胀等。自主神经呈染色质溶解,胞浆空泡变性及核坏死,胆碱酯酶活力减少或缺乏,组织切片示自主神经呈念珠状或梭状断裂,空泡变性等。脊髓及其神经根呈萎缩及橡皮样变,髓鞘膜变薄,轴突变薄,重度胶质纤维化伴空泡变性,前角细胞萎缩而代之以脂肪组织。糖尿病昏迷死亡者脑水肿常见,神经节细胞多水肿变性。

二、糖尿病性视网膜病变的发病机制与病理改变

现代医学认为:糖尿病性视网膜病变为视网膜微循环对新陈代谢、内分泌、血液学损害的反映,表现为微循环结构及功能上的紊乱,即毛细血管壁内周细胞消失、毛细血管前动脉-静脉短路、内皮细胞增生、基底膜增厚、毛细血管床缺血、新生血管形成,在此基础上出现各种眼底改变。

糖尿病病理变化是引起视网膜病变的主要因素,病程越长,视网膜病变的发生率也越高。此外,与糖尿病的控制情况亦有一定关系。至于患者性别、发病年龄与糖尿病的类型则无太大的影响。

糖尿病性视网膜病变是糖尿病最常见的并发症,患者和医生

习惯称之为眼底出血，西医对其发病机制尚未完全阐明，但也深入到微循环水平，认为视网膜病变伴有微血栓的形成是造成视网膜病变的关键。

(一)视网膜毛细血管基底膜增厚

糖尿病性视网膜病变(DR)是发生于糖尿病病人眼底视网膜微血管的一种特异性病变，有单纯性和增殖性之分，近年来研究认为视网膜血管内皮细胞功能失调是 IGT 所致 DR 的重要特征。这种功能失调在很大部分归因于一氧化氮(nitricoxide,NO)的作用失调的结果。IGT 时出现的高血糖、胰岛素抵抗和高胰岛素血症、游离脂肪酸和脂肪细胞因子释放增多等几个方面是影响 NO 作用的主要因素。微小血管是糖尿病性视网膜病变的初发病变，发现为视网膜毛细血管基底膜肥厚，外皮细胞变性、消失、内皮细胞肥厚等。广泛见于糖尿病患者眼底毛细血管的管壁。正常毛细血管基底膜厚度约 80～250nm，糖尿病患者可厚达 500～800nm。至于引起血管壁损害，网膜毛细血管基底膜肥厚的原因，可由多种机制导致，高血糖自身原因导致生化紊乱最为重要，其中又与糖蛋白增加、山梨醇在细胞内蓄积等生化关系密切。

(1)直接高血糖的损伤：高血糖抑制 NO 介导的血管舒张作用，NO 是最有效的内皮源性血管舒张因子。高血糖状态下 NO 生成减少，活性降低，直接或间接引起视网膜血管内皮细胞功能及其舒张功能障碍，视网膜缺血加重，促进 DR 的发生。

高血糖时，NO 生成减少或者活性降低，主要原因为：

1)高糖直接引起的视网膜血管内皮细胞受损或高糖诱导的乙酰胆碱受体下降，使血管合成 NO 减少。

2)合成 NO 的底物不足　一氧化氮合成酶辅助因子缺乏及醛糖还原酶活性增加，也可能使 NO 生成减少。

3)高血糖时产生大量的活性氧簇，使 NO 因解毒而过度消耗减少。

4)体内氧自由基和糖基化终产物生成增多,与NO反应,而使其失活,糖基化终产物还能与NO竞争结合其载体,使载体分子丧失运载NO的能力,导致NO活性降低。

(2)山梨醇蓄积,糖进入细胞内,网膜毛细血管外皮细胞内醛糖还原酶增多,激活多原醇通路,使山梨醇在细胞内蓄积,由于高渗压发生细胞内水肿,以致细胞功能下降,加之醛糖还原酶(AR)的作用,使网膜毛细血管外皮细胞变性和消失,导致毛细血管基底膜增厚。

早期病变较轻,随着基底膜管壁自身的代谢和营养障碍,基底膜物质产生过程,以及毛细血管内皮细胞通过性亢进,血浆蛋白渗入导致基底膜进一步增厚。病变发展,出现水肿、渗出和出血。早期病变较轻,以单纯性为主,以视网膜血管瘤、青光眼和老年性白内障,出血,视网膜脱离为临床特征。随着病情发展可出现视网膜出血、水肿、渗出等病变。新生血管的出现标志着视网膜已发生增殖性病变,为不良预兆。新生血管易破裂,致使网膜前和玻璃体出血,血凝块机化后,纤维组织牵拉,造成视网膜脱离导致失明是最严重的并发症。糖尿病性视网膜病变的发生率在过去最高达30%,随着糖尿病发病率的增高,该病也有逐年增多的趋势。目前,糖尿病性视网膜病变是仅次于老年性视网膜变性的四大致盲因素之一,防治非常重要。

(二)血-视网膜屏障破坏

(1)糖尿病高血糖引起血管壁的变化,损害正常的视网膜内皮细胞的正常连接,引起血-视网膜屏障破坏或崩解。玻璃体荧光光度测定也提示DR的网膜毛细血管内皮细胞被破坏,动物实验进一步显示这种破坏主要发生于毛细血管内皮紧密连接性,表明血糖水平和糖尿病的持续时间和血-视网膜屏障的破坏的密切关系。

多认为DR首先是血-视网膜屏障破坏导致。一般在早期，表现为视网膜毛细血管内皮细胞肿胀分离，严重时内皮细胞形成“疱疹样突起”，导致内皮细胞脱落，造成微血管管腔狭窄与微血流的紊乱，甚至视网膜微血管阻塞。

(2)血液高凝高黏状态：代谢异常，血液存在高凝高黏的状态。表现为血小板聚集力增高，纤维蛋白增多，纤维蛋白溶解活性降低，血浆黏度增高，红细胞变性能力降低等。以上特点血液黏度增加，血液凝固性增强，血流缓慢，出现血瘀和血栓形成。特别是视网膜毛细血管损伤时，血小板功能亢进，血栓合成释放增加，使视网膜缺血缺氧加重，反过来血管壁的损伤，使视网膜基底膜进一步增厚，二者互为因果，相互影响，相互促进，最后在微血管病变的基础上，形成微血栓而导致视网膜病变的发生，初期表现为视网膜出血，渗出，水肿，最后则为新生的血管形成和纤维增生，甚至出现视网膜脱离。

研究表明，DR的发生、发展，与微血栓形成、血管内皮细胞损伤等因素有关。血栓调节蛋白(thrombomodulin，TM)是由内皮细胞表达于细胞膜外表面的一种凝血酶结合蛋白，它能激活PC，而活化的PC能灭活凝血因子Ⅴa和Ⅷa，进而发挥抗凝作用。STM是内皮细胞膜型TM水解形式。在伴有内皮细胞损伤的疾病中，STM血浆中浓度均明显升高，因此，STM是血管内皮细胞受损的标志。有文献报道，糖尿病患者血浆中STM明显升高，尤其是在糖尿病肾病患者。且在伴发DR时更加明显，提示糖尿病患者，尤其是伴有DR者的血管内皮细胞损伤，引起膜型TM减少，从而抑制机体的抗凝系统。有人发现，TM具有活化PC而提高抗凝活性。血浆中STM增高代表着血管内皮细胞膜型TM减少，使PC活性下降，诱导抗凝机能受损。组织纤溶酶原激活物(tissue plasminogen-activator，TPA)和纤溶酶原激活抑制物(plasminogen-activator inhibitor，PAI)是机体中纤溶系统的一对关键物质。血浆中的 TPA 主要来源于血管内皮细胞，它能特异性地激活血栓中的纤溶酶原使之变成可溶性纤溶蛋白降解产物，使血栓溶解。PAI 是 TPA 的抑制物，它同样也主要来源于血管内皮细胞和血管平滑肌细胞。在血浆中 PAI 能通过其主要活性形式 PAI-1 与 TPA 结合，使其迅速灭活，从而抑制纤溶活性。糖尿病患者血浆 TPA 活性明显降低，PAI 活性明显增高，且有 DR 组更为显著，表明糖尿病患者纤溶功能损伤，且与其严重程度有关，这与近期的研究一致。糖尿病患者血浆 PAP 不但增高，同时与 STM 呈正相关，提示糖尿病患者血浆中高水平的 STM 可能导致 PAP 增高，从而抑制血液纤溶活性。综上所述，2 型糖尿病患者血浆 STM 增高是血管内皮细胞受损或功能活化的标志，纤溶相关因子增高，参与凝血和纤溶系统活化。但这些纤溶相关因子的变化，是否是 2 型糖尿病患者血栓形成的关键因素，以及是否在 DR 的形成、发生和发展中起着重要作用，尚待进一步探讨。

(3)黄斑水肿：应用光学相干断层扫描(optical coherence tomography，OCT)发现，在 DR 患者中，黄斑水肿的发生率占 37.1%，其 OCT 图像可以归纳为海绵样水肿、囊样水肿和神经上皮层脱离 3 种类型。正常人黄斑中心凹厚度为平均(151±15)μm，黄斑区厚度随着 DR 病变的严重程度加深而加重。DR 患者黄斑中心凹厚度与最佳矫正视力呈负相关，黄斑水肿在 OCT 上可表现为视网膜海绵样增厚、黄斑囊样水肿(CME)及浆液性脱离。组织学证实早期的黄斑水肿表现为 Mu 细胞的肿胀(注：Muller 细胞为一种特殊的神经胶质细胞，在脊椎动物视网膜中占细胞总数的 90%以上)随着病程的发展演变，部分细胞液化坏死，形成 CME，在 OCT 上表现为增厚的神经上皮间出现明显的液性暗腔。随着 DR 分期的加重，黄斑区形态也出现各期特征性改变：非增殖期(non-proliferative diabetic retinopathy，NPDR)以渗出(34.9%)、水肿(69.8%)为主，此期的水肿多为轻中度；增殖期

(PDR)以水肿(92%)、黄斑前膜(68%)、网脱(16%)为主，水肿重度居多，CME 和弥漫性水肿均较 NPDR 组增多；而且出现特征性的黄斑孔表现。说明糖尿病黄斑病变的严重程度与 DR 分期有一定相关性，考虑随着病情的进展，血清来源的化学趋化物质在玻璃体腔内积聚引起细胞迁徙，从而形成了玻璃体视网膜牵引，进一步导致网脱、裂孔的出现，与病理改变相符。同时发现，伴黄斑裂孔(VTM)、视网膜前膜(ERM)者黄斑水肿程度较重，显示玻璃体后皮质或视网膜前膜的牵引可能参与了糖尿病黄斑水肿(DME)的病理过程或是其久治不愈的原因之一。

三、IGT 患者糖尿病视网膜病变发病机制

对 IGT 患者进行色觉检查，FM2100Hue 试验及其对比敏感度测试，发现患者的视力和对比敏感度均有不同程度的下降，提示在 IGT 时期患者的视功能已经开始下降。而 IG 患者视网膜病变的发病率各地不同，日本人群的抽样调查发现 IGT 患者其发病率为 1.1%；密克罗尼西亚人群中 IGT 患者视网膜病变发病率是正常对照组的 3 倍；南太平洋西萨摩亚群岛 IGT 患者视网膜病变发病率为 10%。皮马印第安人的流行病学调查显示，新诊断的糖尿病患者视网膜病发病率为 8.3%，而 IGT 患者发病率为 12%，无 1 例非糖尿病患者发生增生性 DR，对柳州市人群进行 DR 的发病率调查结果显示：在 385 例 IGT 患者中，检出 3 例 DR 患者，其发病率为 0.28%。

IGT 发展为糖尿病性视网膜病变的机制为：

1. 游离脂肪酸和脂肪细胞因子诱导内皮细胞的损伤

(1)过多的游离脂肪酸导致内皮细胞的损伤：IGT 患者激素敏感性酯酶活性升高，使脂肪组织分解加强；同时胰岛素促进葡萄糖转移入细胞内及在细胞内代谢的机能出现障碍，使甘油三酯生成减少，这 2 种因素使 IGT 患者游离脂肪酸水平升高，过多的游

离脂肪酸可以削弱 Ca^{2+} 信号，抑制了 Ca^{2+} 依赖性内皮性一氧化氮合成酶的活性，使 NO 生成减少，降低了乙酰胆碱依赖性血管舒张反应，还可以发生过氧化反应，引起活性氧簇的产生增加，进而减低血管的舒张反应，导致内皮细胞的损伤。高浓度的抗氧化剂如维生素 C 能逆转游离脂肪酸对内皮依赖性血管舒张作用的局部影响。大多数 IGT 患者中，胰岛素抵抗和高脂血症同时存在。实验证明，在慢性高甘油三酯血症的患者中，内皮细胞功能失调与胰岛素抵抗有关，而与高甘油三酯血症无关。脂毒性也可能导致慢性炎症性内皮损伤，在健康志愿者中，按表面积每平方米服用脂质 50g，导致餐后血液中中性粒细胞和白细胞介素(IL28)的持续升高，而餐后中性粒细胞的聚集和炎症性细胞因子的增加会加重内皮细胞功能失调。

(2)脂肪细胞因子导致内皮细胞的损伤：脂肪细胞分泌脂肪细胞因子，在调节物质代谢和血管舒缩功能方面起着重要的作用。肥胖和 IGT 时，主要存在 2 种脂肪细胞因子(TNF2A 和脂联素)的分泌改变，引起内皮细胞损伤和早期血管并发症。TNF2A 可通过其位于血管内皮细胞的受体引起血管通透性增加，另一方面可以使扩血管物质如 NO 生物活性降低而缩血管物质活性增高，最终导致内皮舒缩功能障碍。TNF2A 也可以通过诱导活性氧簇的产生而致内皮细胞的损伤，反过来 TNF2A 也可以增强胰岛素抵抗。因此，IGT 的患者更易受到 TNF2A 介导的血管损伤作用。脂联素是具有多种血管效应的脂肪细胞源性多肽，脂联素的水平与空腹胰岛素的浓度呈负相关，而与胰岛素的敏感性呈正相关。脂联素不仅会影响机体糖代谢，而且也会影响血管功能：抑制血管平滑肌的增生和巨噬细胞介导的内皮细胞的损伤，由于脂联素可以抑制内皮细胞黏附分子的表达，降低内皮细胞的活性，有人推测脂联素也可能影响内皮细胞的血管收缩功能，脂联素水平的降低可能与内皮依赖性血管舒张功能障碍有关。IGT 时，血液中脂联素水平与脂肪组织的脂联素基因表达降低，一方面会增加内皮细胞黏附分子的表达，另一方面由于内皮依赖性血管舒张功能障碍，最终导致血管内皮细胞的损伤。

2. 胰岛素抵抗和高胰岛素血症 IGT时，高血糖会引起胰岛素分泌增加，同时胰岛素的内源性清除率降低，而游离脂肪酸水平的增高也可以刺激胰岛素的分泌，因而出现高胰岛素血症，发生胰岛素抵抗。胰岛素抵抗时，视网膜血管内皮细胞功能失调与血液中非对称性二甲基精氨酸(asymmetric dimethylarginine，ADMA)连续增加和NO的缺乏有关。ADMA是内皮源性一氧化氮合成酶的竞争性抑制剂，二甲基精氨酸氨基水解酶(dimethylarginine dimethyl amidohydrolase，DDAH)可以增加ADMA的代谢。胰岛素抵抗时，由于氧化应激的增强，导致DDAH的浓度和活性降低，而ADMA相应的增加，引起NO减少。胰岛素抵抗和血浆ADMA浓度存在显著相关性，用罗格列酮进行药物干预可以提高胰岛素的敏感性，同时降低ADMA水平。血浆ADMA浓度的增加可能加重胰岛素抵抗，患者内皮细胞功能失调。如前所述，当胰岛素抵抗时由于高糖和高胰岛素血症的存在，可以直接损伤血管内皮，使基础NO产生减少；内皮性一氧化氮合成酶活性降低，使NO生成减少，它们反过来降低血管内皮对胰岛素的敏感性，加重胰岛素抵抗，形成恶性循环"胰岛素抵抗时，异常的蝶呤代谢也会因为NO的缺乏和失活导致内皮细胞功能失调，加重血管的氧化性损伤"，一氧化氮合成酶天然的和基本的辅助因子四氢生物叶酸(tetrahy drobiopterin，BH4)不仅能够促进NO的生成，而且在控制内皮细胞超氧化物阴离子的形成方面起着关键性的作用。胰岛素抵抗时，BH_4水平低下，降低了NO的合成，而且血管壁内由超氧阴离子所致的NO的失活加剧，进一步证实口服补充BH_4可以通过活化内皮性一氧化氮合成酶而恢复内皮细胞的功能，减低组织的氧化性损伤。因此，胰岛素抵抗状态下NO生成减少，活性降低，引起视网膜血管内皮细胞功能障碍，可促进 DR 的发生。高血糖，糖蛋白尤其是糖化血红蛋白 hbac 增加，2，3，二磷酸甘油减低，含氧血红蛋白氧分离困难，红细胞变形能力低下，可以使体内组织特别是视网膜缺氧，引起血管壁的损伤，出现视网膜毛细血管扩张，引起视网膜毛细血管基底膜的增厚。

四、糖尿病性视网膜病变的中医病机

中医认为由于糖尿病性视网膜病变为糖尿病的并发症，故其病因病机与糖尿病有相似之处；又因其多发生于糖尿病的中、后期，久病之伤、穷必及肾，故多责之于肾虚。然肝肾同源，同居下焦，故消渴日久，肝肾俱虚，阴损及阳，目窍失养，则为导致本病的基本病机；而因虚致瘀，瘀血内停，目络阻滞则是本病发生、发展过程中的重要因素；而因虚致瘀，瘀血内停，目络阻滞，则是本病发生、发展过程中的重要因素；本虚标实，虚实夹杂为其证候特点。

1. 糖尿病性视网膜病变中医辨证方法与辨证要点

一提到眼底病往往和肝肾阴虚密切相关，而老年性眼底病多以肝肾阴虚为本，且多兼有血瘀，糖尿病性视网膜病变就是遵循这一发病规律的典型性血管性眼底病。

本病的发生，以阴虚燥热或气阴两虚为本，眼底血瘀为标。多因素体阴虚，或情志失调，劳伤过度，耗伤肾阴，致相火上亢；长期过食肥甘、醇酒厚味，损伤脾胃，以致运化失职，脾虚气弱，日久可致气阴两虚。阴虚燥热与气阴两虚，均可致脉络瘀阻，气血运行无力，虚火上炎，伤络动血，脾虚统摄无权，以致眼底出血，日久成瘀；脾虚聚湿，湿聚生痰，痰湿互结，以致视网膜水肿，渗出。若兼烦渴多饮，小便频数或形瘦善饥，腰膝无力，舌暗少苔，脉细数，眼底见鲜红小出血点或微血管瘤者，为阴虚燥热；若消渴多饮而无力，气短懒言，食少便溏，舌暗淡少苔，脉细数无力者，为气阴两虚。新生血管，眼底出现微血管瘤，出血渗出为脉络瘀滞，痰湿郁结。治疗原则是养阴清热益气为本，活血祛瘀为标。

要了解糖尿病性视网膜病变的演变过程，先要了解糖尿病发病的三大环节：

(1)各种病因导致五脏六腑和气血阴阳失调后，进入阴虚、燥热、血瘀、痰饮第一环节。

(2)表现出与血糖升高相伴行的各临床特点及全身或局部并发症是其又一环节。

(3)表现出不同时期和不同程度的视网膜病变，以及由此所导致的眼部并发症是其第三环节(如玻璃体出血，增生性玻璃体视网膜病变，虹膜新生血管形成，继发性青光眼等)。

2. 针对糖尿病脂性视网膜病变不同阶段，进行完善而又合理的预防、保健和治疗 先要了解中西医病理机制的异同性：西医认为糖尿病性视网膜病变主要是微血管病变，血液黏稠、瘀滞、血脂肪、血胆固醇增高，以及糖、脂肪、蛋白质、水盐代谢的紊乱，皆可导致血管的硬化，特别是小血管及毛细血管的内皮增生，基膜增厚。中医认为糖尿病属于络脉病，其发展过程是血瘀症贯穿始终。DR的发展过程一般经历了4个阶段：

第一阶段 阴虚燥热：此时以阴虚为本，燥热为标。表现为口干少津，五心烦热，舌红少苔，脉细数等症状。化验检查：血糖、餐后血糖、糖化血红蛋白等指标异常。

第二阶段 气滞血瘀：多以气阴两虚，气滞血瘀为主，肝肾阴虚，内生虚火，燥热伤津灼液而致血为瘀，燥热灼伤脉络致血不循经，溢于脉外而出血，相当于糖尿病性视网膜病变Ⅰ期，眼底出现有微动脉瘤和(或)并有小出血点。

第三阶段 内生痰郁：多以燥热伤津，痰湿阻滞为主，导致气虚水津不化，不能运化水湿，痰湿阻滞。相当于糖尿病性视网膜病变Ⅱ～Ⅲ期病变，检查有黄白色“硬性渗出”或并有出血和白色“软性渗出”或并有出血斑。

第四阶段　痰瘀互结：此时病程已久，阴阳两虚，目无所见。相当于糖尿病性视网膜病变增殖期：眼底荧光血管造影显示大片视网膜毛细血管无灌注区，视网膜新生血管形成，玻璃体出血、眼底纤维增生、并发视网膜脱离。

综上所述，糖尿病的发病过程是先由阴虚到气阴两虚，最终是阴阳两虚。糖尿病性视网膜病变多为阴阳俱虚，目窍失养，视物不明。如《秘传证治要诀及类方》曰："三消得之气之实，血之虚也。久久不治，气极虚……三消久之，精血既亏，或目无所见。"在中医眼部辨证中，多把出血、微血管瘤归为瘀血所致；渗出、水肿、棉絮斑归为痰湿所致；新生血管、纤维增殖为痰瘀互结，认为"血积既久，亦能化为痰水"。痰湿停滞加重血液瘀滞导致痰瘀互结。

重视整体辨证和局部辨病的结合是治疗糖尿病性视网膜病变的关键：从治疗角度看，大部分临床医生均能接受"应用中成药"的理念。但真正选好用好中成药其实并不容易，正确运用中医理论审视糖尿病性视网膜病变产生的病因、病机，归纳病情、估计病势而后确定用药，已成为眼科医师关注的热点。治疗糖尿病性视网膜病变要先考虑：阴阳两虚是根本；此病为本虚标实。立法治则要按照"治病求本"、"标本兼治"原则。采用滋阴补肾、益气养阴、补肾壮阳为"治本"；结合眼部"标实"特点，采用活血止血、养血活血为"治标"。

第二章　糖尿病性视网膜病变的分型

第一节　糖尿病的分型

一、糖尿病中医分期辨证

为了便于临床诊治，将本病分为三期。发展到Ⅲ期即为合并症期，根据各种合并症的严重程度，又分为Ⅲ早期、Ⅲ中期、Ⅲ晚期。

Ⅰ期：消渴病（糖尿病）隐匿期

1. 临床特征

（1）多为肥胖形体，体质尚壮，食欲旺盛，耐久力有所减退，舌红，脉数。

（2）血糖偏高，常无尿糖，应激状态下血糖明显升高，出现尿糖。血脂多数偏高（胆固醇、甘油三酯其中一项高即是）。

2. 病机特点与证候　阴虚为主，常见以下三种证候。

（1）阴虚肝旺：食欲旺盛，便干尿黄，急躁易怒，舌红苔黄，脉弦细数。

（2）阴虚阳亢：阴虚加头晕目眩。

（3）气阴两虚：气虚加阴虚。

Ⅱ期：消渴病（糖尿病）期

1. 临床特征

（1）常有多尿，多饮，多食，消瘦，疲乏，怕热喜凉，口舌咽干，尿黄便干，舌红苔黄，脉数。

（2）血糖、糖基化血红蛋白、尿糖均高，血脂偏高。

2. 病机特点与证候 阴虚化热为主。常见以下五种证候。

（1）胃肠结热：大便干结，消谷善饥，口咽干燥，多饮多尿，怕热喜凉，舌红苔黄，脉数有力。

（2）湿热困脾：胸脘腹胀，纳后饱满，渴不多饮，肌肉酸胀，四肢沉重，舌胖嫩红，苔黄厚腻，脉滑数。

（3）肝郁化热：胸胁苦满，急躁易怒，常有太息，口苦咽干，头晕目眩，易于疲乏，舌质暗红，舌苔薄黄，脉沉弦。

（4）燥热伤阴：口咽干燥，多饮多尿，大便干结，怕热喜凉，舌红有裂纹，舌苔糙黄，脉细数。

（5）气阴两伤，经脉失养：气虚＋阴虚＋肢体酸软、不耐劳作。

Ⅲ期：消渴病（糖尿病）合并症期

由于个体差异，合并症的发生不完全相同，可单一出现，也可两种以上并见，严重程度也不尽相同，可能心病在早期，而眼病已进入中期或晚期。所以在研究各种合并症时，尚需拟定各种合并症发展到早、中、晚期的特有指标，但总体上以全身病变及主要脏器的损害程度分辨。

Ⅲ早期

1. 主要病机 气阴两虚，经脉不和。

2. 临床特征 气阴两虚＋腰背或肢体酸疼，或有胸闷，心悸，心痛，记忆力减退，头晕，视力减退，手足麻疼，性功能减退等。但其功能仍可代偿，即维持原有的工作和生活。

Ⅲ中期

1. 主要病机 痰瘀互结，阴损及阳。

2. 临床特征 神疲乏力，胸闷心悸，咳有黏痰，心悸气短，头晕目眩，记忆力减退，下肢浮肿，手足发凉，口唇舌暗，脉弱等。此时视网膜病变已进入Ⅲ～Ⅳ期；冠心病心绞痛频发；肾功能失代偿致血色素下降，肌酐、尿素氮升高；脑血管病致脑供血不足而眩晕，记忆力减退不能正常工作；因神经疼痛，血管坏疽，肌肉萎缩致不能正常生活和工作。

Ⅲ晚期

1. 主要病机 气血阴阳俱虚，痰湿瘀郁互结。

2. 临床特征 在Ⅲ中期基础上发展成肢体残废，脏器严重受损甚至危及生命。如冠心病发展为心肌梗死、严重的心律紊乱、心力衰竭。肾功能衰竭尿毒症期。视网膜病变Ⅱ～Ⅳ期。脑血栓形成或脑出血等。

二、消渴病辨证诊断参考标准

（一）虚证

1. 气虚 ①神疲乏力；②少气懒言；③易自汗；④舌胖有齿痕；⑤脉细无力。具备2项可诊断。

2. 血虚 ①面色苍黄；②唇甲色淡；③经少色淡；④舌胖质淡。具备2项可诊断。

3. 阴虚 ①怕热汗多或有盗汗；②手足心或五心烦热；③舌瘦红而裂；④脉细数。具备2项即可诊断。

4. 阳虚 ①畏寒肢冷；②腰膝怕冷；③面足浮肿；④夜尿频多；⑤舌胖苔白；⑥脉沉细缓。具备2项可诊断。

5. 肾虚 ①腰腿酸疼；②耳鸣耳聋；③齿松动、发落，④性功能减退或遗精、早泄、阳痿。具备2项即可诊断。

6. 脾气虚　①肌瘦乏力；②食后腹胀；③大便易溏；④纳饮不香。具备2项可诊断。

7. 肺气虚　①声低懒言；②易于感冒；③咳嗽气短。具备2项即可诊断。

8. 肝虚　①视物模糊；②双目干涩；③肢体麻木。具备2项可诊断。

9. 气血两虚（气虚＋血虚）；阴阳两虚（阴虚＋阳虚）；肾阴虚（肾虚＋阴虚）；肾阳虚（肾虚＋阳虚）；肾阴阳虚（肾虚＋阴虚＋阳虚）。诸如肝血虚、肝阴虚、脾阳虚等合并症候，依次类推。

（二）实证

1. 燥热　①口干舌燥；②烦渴多饮；③大便干结；④舌红苔糙；⑤脉数。具备2项可诊断。

2. 血瘀　①定位刺痛，夜间加重；②口唇舌暗，或紫暗、瘀斑、舌下动脉紫暗、怒张；③肌肤甲错等。有1项可诊断。

3. 气郁　①胸闷太息；②胸胁或脘腹胀满；③急躁易怒或情志抑郁；④口苦咽干；⑤脉弦。具备2项可诊断。

4. 气郁化热　气郁＋舌红苔黄、便干、尿黄、脉数。

5. 痰湿　①胸闷脘痞；②纳呆呕恶；③形体肥胖；④全身困倦；⑤头胀肢沉。具备2项可诊断。

6. 热痰　①咯痰黄稠；②胸脘痞满；③舌苔黄腻；④脉滑数。具备2项可诊断。

7. 热毒　①皮肤疖肿；②身热咽痛；③苔黄脉数。具备2项可诊断。

8. 湿热困脾　①脘腹痞闷；②口渴饮少；③舌体胖嫩；④舌苔黄腻；⑤脉象滑数。具备2项可诊断。

9. 湿热下注　①小便黄浊；②带下黄稠；③大便黏滞；④二阴湿痒；⑤疹痒流水；⑥舌苔黄腻；⑦脉滑数。具备2项可诊断。

10. 肝胆湿热 ①急躁易怒；②口苦泛恶；③带下黄臭或目甲发黄；④舌苔黄腻；⑤脉弦滑数。具备2项可诊断。

11. 胃肠结热(二阳结热) ①大便干燥；②消谷善饥；③口渴多饮；④怕热喜冷；⑤舌红苔黄；⑥脉数有力。具备2项可诊断。

三、糖尿病的西医分型

糖尿病的临床分类方法有多种。过去多采用以下分类方法：①根据病因临床上可分为原发性和继发性两大类。继发性者原因较明确只占少数，如肢端肥大症中垂体性糖尿病、库欣综合征中类固醇性糖尿病等。原发性者原因和发病机制尚未明了，占临床糖尿病人的绝大多数。②根据发病的年龄可分为幼年型(多在15岁以前发病)和成年型(多在40岁以上发病)两大类。③根据病情的轻重可分为轻(空腹血糖<11.1mmol/L)，中(空腹血糖在11.1～16.6mmol/L之间)，重(空腹血糖>16.6mmol/L)三型。④根据血糖波动情况可分为稳定型与不稳定型两大类。⑤根据体重是否超过标准又分为肥胖型、消瘦型、正常型三类。1980年世界卫生组织糖尿病专家委员会的分型方案，除了胰岛素依赖型(IDDM，1型)和非胰岛素依赖型(NIDDM，2型)之外，还包括其他型(继发性糖尿病)和营养不良性糖尿病(MRDM)。

(一)胰岛素依赖型(IDDM，1型)

又叫青年发病型糖尿病，这是因为它常常在35岁以前发病，占糖尿病的10%以下。其特征为：①起病较急；②典型病例见于小儿及青少年，但任何年龄均可发病；③血浆胰岛素及C肽水平低，服糖刺激后分泌仍呈低平曲线；④必须依赖胰岛素治疗为主，一旦骤停即发生酮症酸中毒，威胁生命；原因在于1型糖尿病病友体内胰腺产生胰岛素的细胞已经彻底损坏，从而完全失去了产生胰岛素的功能。在体内胰岛素绝对缺乏的情况下，就会引起血糖水平持续升高，出现糖尿病；⑤遗传为重要诱因，表现于第 6 对染色体上 HLA 某些抗原的阳性率增减；⑥胰岛细胞抗体(ICA)常阳性，尤其在初发病 2～3 年内。有时在发病前数年常已呈阳性反应。近年来研究表明在 1 型患者的鉴定中，谷氨酸脱羧酶抗体(抗GAD)阳性反应较 ICA 更有意义，尤其在病程较久，发展较慢的患者。

在 1921 年胰岛素发现以前，人们没有较好的方法来降低糖尿病患者的血糖，患者大多在发病后不久死于糖尿病的各种并发症。随着胰岛素的发现和应用于临床，1 型糖尿病患者同样可以享受正常人一样的健康和寿命。

又可分为以下两型：①自身免疫性；②特发性。

(二)非胰岛素依赖型(NIDDM，2 型)

又称为非胰岛素依赖型糖尿病，约占糖尿病患者的 90%，发病年龄多数在 35 岁以后。起病缓慢、隐匿，部分病人没有任何临床症状，仅是在体检中发现的。2 型糖尿病确切的发生机制目前仍无定论；但推测可能受遗传及饮食失节、缺乏运动、形体肥胖、情志失调、化学药物等的影响，逐渐形成的一种内分泌失衡之疾病。主要根源于胰岛之 B 细胞受损，致胰岛细胞分泌胰岛素或多、或少、或分泌高峰后移。胰岛素靶细胞上的胰岛素受体或受体后缺陷在发病中占重要地位，导致胰岛受体障碍而不能正常利用胰岛素；甚至有报告指出 A 细胞所分泌之高血糖素相对太高亦是原因之一。其结果则引起糖类、脂质、蛋白质之代谢失调，进而引起身体的各种症状，逐渐发生并发症。其特征为：①起病较慢。②典型病例见于成人以中老年为主，偶见于幼儿。③血浆胰岛素水平仅相对性降低，且在糖刺激后呈延迟释放，有时肥胖病人空腹血浆胰岛素基值可偏高，糖刺激后胰岛素亦高于正常人，但比相同体重的非糖尿病肥胖者为低。④遗传因素亦为重要诱因，但 HLA 属阴性;20世纪70年代以来对单卵双生子中糖尿病发病一致性的研究发现,如双生子中的1人在50岁以后出现糖尿病,另一人在几年后也发生糖尿病达90%以上,其中大多数为NIDDM。提示遗传因素在此型糖尿病的病因中占重要地位。⑤ICA呈阴性。⑥胰岛素效应往往甚差。⑦单用口服抗糖尿病药物一般可以控制血糖。根据体重又可分为不胖和肥胖两型。在不胖的NIDDM中,实际上尚包括一些自身免疫病变进行甚慢的1型患者,其初期临床表现酷似NIDDM而按MIDDM处理,久后终于逐步充分表现出1型的特点,必须应用胰岛素才能免于发生酮症酸中毒,故在确诊时,年龄往往较大,抗GAD阳性结果明显高于NIDDM,其比值大致为76%∶12%。可称之谓成人迟发自身免疫型糖尿病(LADA),有人也称1.5型糖尿病。最近国内外报道的线粒体基因突变糖尿病,由于其临床特点呈不典型NIDDM:起病早,无肥胖,病程中常需改用胰岛素治疗和胰岛B细胞功能日益减退,同时尚伴有神经性耳聋,故很可能即属于LADA之一种。目前对线粒体糖尿病的认识正在深入中。

2型糖尿病有更强的遗传性和环境因素,并呈显著的异质性。胰岛素抵抗性和胰岛素作用不足是2型糖尿病发病机制的两个基本环节。在某些特殊情况下,由于胰岛B细胞的缺陷,即使轻微高血糖,也可使葡萄糖介导的胰岛B细胞分泌胰岛素反应受抑制。此时,"葡萄糖毒性作用"成为2型糖尿病发病学的第3个环节。在各种环境因素中,肥胖是2型糖尿病重要诱发因素之一,不但其外周靶组织细胞胰岛素受体数目减少、亲和力降低,还常伴有受体后缺陷,是导致高血糖的另一重要原因。都市化生活方式(包括应激、体力活动减少、饮食改变)、感染、多次妊娠和分娩者可能是2型糖尿病的诱发因素。胰岛部分泌(胰岛素、胰升糖素、生长抑素)功能调节失常在导致糖尿病代谢紊乱机制上有重要影响,其在发病学的地位有待进一步研究。但对导致糖尿病的发生也有一定关系。

NIDDM 中，尚有一类发病在 25 岁之前，在 5 年内不用胰岛素便能控制高血糖，一般不发生酮症酸中毒，称为青年人中老年型糖尿病(MODY)，多属常染色体显性遗传，其微血管并发症与一般 NIDDM 同样常见，但大血管并发症较少。

(三)与营养不良有关的糖尿病

其特征为：①此型大多见于亚、非、南美等发展中国家，在热带或亚热带地区，故又称热带性胰源糖尿病等，命名多种，后经 WHO 定名为与营养不良有关的糖尿病；②起病年龄大多为青少年(15～30 岁)；③形体消瘦，营养不良；④不少病例须用胰岛素治疗，有时剂量偏大；⑤酮症不多见。

此型又可分下列二亚型：

(1)胰纤维结石型：①病理上以慢性胰纤维化，胰体缩小，胰管扩大，内有钙化结石，以致外分泌与内分泌均受累；②起病于青少年，男女之比为 3∶1；③以慢性反复发作性腹痛、腹泻、消化不良、营养缺乏等慢性胰病为特征；④血糖有时可很高，达 400～600mg/dl(22～33mmol/L)；⑤约 80%须胰岛素治疗；⑥即使停药，酮症也罕见；⑦病人大多于 40～50 岁死亡，亦可呈各种慢性糖尿病并发症；⑧目前病因不明，有疑为多食木薯而得慢性 CN 中毒引起。此病又称 Z 型，因 1955 年首见于 Zuidema。相似病例，中医科学院西苑医院曾见 1 例，有病理解剖证实。

(2)蛋白质缺乏型：此型又称 J 型或 M 型，因 1955 年首见于 Jamaica。特征为：①起病于 15～25 岁的青少年；②有长期蛋白质与能量营养不良史，以致极度消瘦，BMI 常＜19；③血糖中度升高，须胰岛素治疗；④酮症罕见；⑤亚洲此病男女之比为 2～3∶1，非洲男女相等，西印度则以女性较多；⑥病因不明，可能由于长期营养不良，B 细胞数及功能低下所致，但与 IDDM 不同，糖刺激后仍有C肽释放。

(四)继发性及其他

1. 胰源性 由于胰腺切除、胰腺炎、胰癌、血色病等引起的胰岛素分泌不足。

2. 内分泌性 ①垂体性糖尿病，由于生长激素分泌过多，见于肢端肥大症或巨人症；②类固醇性糖尿病，由于皮质醇类激素分泌过多，见于库欣病或综合征；③胰升血增高所致的糖尿病，由于胰岛A(α)细胞瘤导致分泌胰升血糖素过多；④胰生长抑素瘤所致的糖尿病，由于胰岛D(δ)细胞腺瘤分泌生长抑素过多等。

3. 药源性及化学物性 多种药物、化学物可影响糖代谢。如利尿降压药噻嗪米、糖皮质激素、女性口服避孕药、止痛退热药(阿司匹林、消炎痛等)、三环抗抑郁剂中阿密替林、去甲丙咪嗪等大都仅能引起糖耐量减退。

4. 胰岛素受体异常 又分:①受体本身缺陷有先天性脂肪营养异常症(congenital lipodystrophy)及黑棘皮病伴女性男性化；②受体抗体所致的胰岛素耐药性糖尿病。

5. 遗传性综合征伴糖尿病 有多种:①代谢紊乱如1型肝糖原沉着症、急性阵发性血卟啉病、高脂血症等；②遗传性神经肌肉病，如糖尿病性视神经萎缩伴尿崩症与耳聋等；③早老综合征；④继发于肥胖的葡萄糖不耐受性综合征，如Prader-Willi综合征。

(五)妊娠期糖尿病(gestational diabetes mellitus，简称GDM)

妊娠合并糖尿病，可在原有糖尿病的基础上合并妊娠；或妊娠前为隐性糖尿病，在妊娠后进展为临床糖尿病；或妊娠后新发糖尿病，凡以上三种情况均称妊娠糖尿病。妊娠期糖尿病妇女中大部分在分娩后口服葡萄糖耐量试验(OGTT)恢复正常，但也提示这是糖尿病的高危迹象。据统计，有25％～50％的妊娠期糖尿病妇女于5～10年后会发生2型糖尿病（按WHO标准）。

妊娠糖尿病的发生率为1‰～6.6‰。国内发生率＜1％。妊娠糖尿病分娩数占总分娩率0.64％。在胰岛素问世之前母体死亡率27％～30％，胎儿围产期死亡率＞40％。胰岛素问世后尤其围产医学开展以来，围产死亡率已明显下降。

妊娠糖尿病系高危妊娠，糖尿病对孕妇和胎儿有多方面的危害，糖尿病并发症、产科并发症、新生儿畸形、流产的概率远高于正常人。糖尿病者妊娠后期，往往病情加重。自第二三月起胰岛素需要量渐增加。早期多小产、流产，晚期多羊水、妊娠毒血症增多，可5倍于无糖尿病者（约25％），多巨婴、难产、死胎、新生儿死亡，特别有微血管病变及肾病变者更严重。有效地控制血糖是防止这些危害发生的关键。控制血糖一般选用无致畸作用的人胰岛素，由于孕期的特殊性，胰岛素的用量也要有所调整。

积极进行定期检查也是必不可少的，包括糖尿病和产科的各项检查。检查的内容有血压、血糖（每周1～2次）、尿蛋白、羊水、胎盘功能和胎儿成熟情况（32周起），一旦发现异常则应由医生迅速做出处理。

GDM的诊断方法和标准目前尚未统一。总的来说，GDM的诊断方法分为一步法和两步法。一步法为孕24～28周直接口服75g或100g无水葡萄糖，做口服葡萄糖耐量试验（OGTT）。两步法为孕24～28周先行50g葡萄糖负荷试验（GCT，随机进行，不必空腹）筛查，1小时血糖＞7.8mmol/L，则行100g葡萄糖或75g葡萄糖OGTT以确诊GDM。对于高危的孕妇应该尽早进行筛查试验。

50g葡萄糖负荷试验（GCT）：头一天晚不限制进食时间，晨10点前将50g葡萄糖粉溶于250～300ml水中，10分钟内服完，1小时后抽静脉血，用氧化酶法测血浆糖值。结果≥7.8mmol/L

(140mg/dl)为阳性,即需进一步做 75g 或 100g 葡萄糖耐量试验。

目前临床常用的诊断标准主要有 WHO(1999 年)、ADA(2001 年)等标准。WHO 标准为 75g 葡萄糖 OGTT,空腹 7.0mmol/L,2 小时 11.1mmol/L。按照 WHO 标准,75g 葡萄糖 OGTT 的 2 点血糖中有 1 项达到或超过上述标准即可诊断 GDM。ADA 标准为 100g 葡萄糖 OGTT,空腹 5.3mmol/L、1 小时 10.0mmol/L、2 小时 8.6mmol/L、3 小时 7.8mmol/L。按照 ADA 标准,100g 葡萄糖 OGTT 及 75g 葡萄糖 OGTT 各点血糖值有 2 项或 2 项以上达到或超过上述标准,即可诊断 GDM;ADA 75g 葡萄糖 OGTT 与 100g 葡萄糖 OGTT 的诊断标准相同。

2006 年,ADA 最新的糖尿病治疗标准中指出,100g 葡萄糖 OGTT 较 75g 葡萄糖 OGTT 更为准确,但目前仍无全球统一的诊断标准。我国目前诊断标准亦未统一,需要进一步的实践来确定最佳的诊断标准。

由于糖尿病病人不同于正常人,有代谢紊乱以及糖尿病慢性并发症,而且糖尿病与妊娠之间相互影响,如果处理不当,可能引起严重后果。因此,女性糖尿病病人欲生子,必须遵照以下原则:

(1)不宜多生。因为每一次怀孕和分娩都会给糖尿病妇女带来巨大的精神和身体上的负担,而且有一定风险。

(2)迟生不如早生。因为无论如何,随着病程的加长,各类并发症,尤其是肾脏和眼科并发症总会加重,所以晚生的风险更大。

(3)要在血糖控制最满意之时怀孕,最好是有了怀孕的打算时就改用胰岛素积极控制好血糖。在整个妊娠期间都要密切观察病情,尤其要把血糖和血压控制在满意水平,使病人能顺利地生下一个健康的孩子。

(4)糖尿病不论有无症状,妊娠时应予特别严密观察,加强饮食控制,可予以高蛋白饮食,糖类不少于 250g,在妊娠期允许孕妇体重正常增长，患者均应采用胰岛素治疗，原来用口服药者也应改为胰岛素。通常选用速效和中效制剂，控制餐前血糖在5.6mmol/L(100mg/dl)以下，尽量防止低血糖反应。整个妊娠过程中应密切监测血糖和调节胰岛素用量。在妊娠32～36周时宜住院处理和待产，最妥当的生产期为妊娠第36～37周，一般病者第35周后应入院待产，有难产史、脆性型糖尿病者或已有微血管病变并发症者，应在第孕28周入院。分娩时应给足量胰岛素以防酮症，也需给葡萄糖静滴以防低血糖反应。剖腹产时应静滴5%葡萄糖盐水并给相当于妊娠前胰岛素量。有高血压、肾脏、视网膜病变者或糖尿病已20年以上者，或病人已35岁以上者不宜妊娠。

（六）葡萄糖耐量减退(impaired glucose tolerance，简称 IGT)

此组按诊断标准血糖空腹期<7.8mmol/L(140mg/dl)餐后2小时<11.1mmol/L(200mg/dl)但高于正常者，口服糖耐量试验(OGTT)曲线亦介乎糖尿病与正常高限之间。此组特征为：血糖偏高，但未达糖尿病标准，系糖尿病的候选者，可分为肥胖型和不胖型。这类对象如不及时干预约2/3可转变为糖尿病，饮食和运动干预可减少发病，故为预防发生糖尿病的重要对象之一。

第二节　糖尿病性视网膜病变临床分期与分型

分期标准：1972年美国采用了增殖前的DR名称，分为单纯性DR和增殖前DR和增殖型DR三期；1984年6月我国眼底病学组制订了我国的《糖尿病性视网膜病变分期标准》，提出了DR的分期标准。分为单纯型和增生型共六期。根据美国糖尿病性视网膜病变早期治疗研究协作组(Early Treatment Diabetic Retinopathy Study Rsearch Group,ETDRS)和 Wisconsin 糖尿病性视网膜病变流行病学研究组等的资料,由国际上 16 个国家 31 位专家共同制定了糖尿病性视网膜病变和糖尿病性黄斑水肿的严重程度分级(该文刊登在 Ophthamology 2003,110:1677-1682)。

早期非增殖性视网膜病变可不引起视力下降,但视网膜小片出血可引起局部视野缺失,如果出血累及黄斑部,视力将明显下降。与非增殖性视网膜病变相比,增殖性视网膜病变对视力的危害性更大,其可导致严重视力下降甚至完全失明。

• 第一期(单纯型)　背景性视网膜病变,是最早期出现的。其特点是产生微血管舒张、微血管瘤、点状出血与硬性渗出。

• 第二期(增殖型)　为前增殖性视网膜病变。其特点是棉絮状斑点、网膜血管狭窄与阻塞等。

• 第三期也称末期的增殖性视网膜病变。其特点是出现血管增生、纤维化与玻璃体出血,甚至视网膜剥离,严重者会导致失明。

一、我国 DR 6 级分期

◆ Ⅰ期:微血管瘤,出血;

◆ Ⅱ期:微血管瘤,出血并有硬性渗出;

◆ Ⅲ期:出现棉絮状软性渗出。以上 3 期为背景性视网膜病变(也称单纯性糖尿病性视网膜病变或非增殖型视网膜病变)。此型多见,进展缓慢。

◆ Ⅳ期:新生血管形成,玻璃体出血;

◆ Ⅴ期:机化物增生;

◆ Ⅵ期:继发性视网膜脱落,失明。以上Ⅳ～Ⅵ期为增殖性视网膜病变。此时,常伴有糖尿病肾病及神经病变。此型以微血管瘤、出血、毛细血管闭塞、新生血管及增殖型病变为特征。脆弱的新生血管易发生反复出血伴视网膜纤维组织增殖。

表 2-1　糖尿病性视网膜病变分期标准

期别	视网膜病变
单纯型	Ⅰ期：微动脉瘤或小出血点(＋)较少，易数(＋＋)较多，不易数 Ⅱ期：有黄色白点硬性渗出出血斑(＋)较少，易数(＋＋)较多，不易数 Ⅲ期：有白色软性渗出或并有出血斑(＋)较少，易数(＋＋)较多，不易数
增殖型	Ⅳ期：眼底有新生血管或并有玻璃体出血 Ⅴ期：眼底有新生血管和纤维增殖 Ⅵ期：眼底有新生血管和纤维增殖，并发视网膜脱离

二、国际 DR 5 级分期

根据国际标准 DR 的严重程度分级，共分为 5 期：

表 2-2　DR 的严重程度分级

病变严重程度	散瞳后眼底镜所见
无明显 DR	无异常
轻度非增生性 DR	仅有微血管瘤，属低危险病变
中度非增生性 DR	不仅有微血管瘤，但病变轻于重度 DR
重度非增生性 DR	具有下列任何一项： 4 个象限中任何一个象限有 20 个以上的视网膜内出血点 2 个以上象限有明确的静脉串珠样改变 1 个以上象限有明确的视网膜内微血管异常(IRMA) 无增生性 DR 体征 属高危险病变

续表

病变严重程度	散瞳后眼底镜所见
增生性 DR	具有下列一项或多项 新生血管形成 玻璃体出血 视网膜前出血

三、糖尿病黄斑水肿的国际临床分级

病变严重程度	眼底镜下所见
DME 不明确存在	后极部无明显视网膜增厚及硬性渗出
DME 明确存在	后极部有明显视网膜增厚或硬性渗出

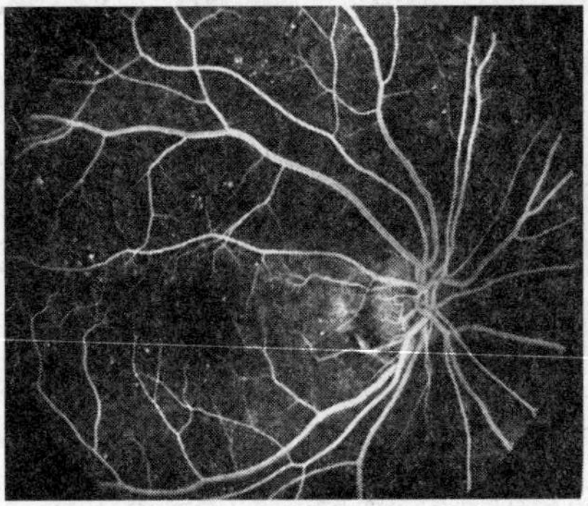

图 2-1 轻度 NPDR

如有水肿分为以下三级：

(1)轻度黄斑水肿：后极部视网膜有一定程度增厚及硬性渗出，但距黄斑中心较远。

(2)中度黄斑水肿：后极部视网膜有一定程度增厚及硬性渗

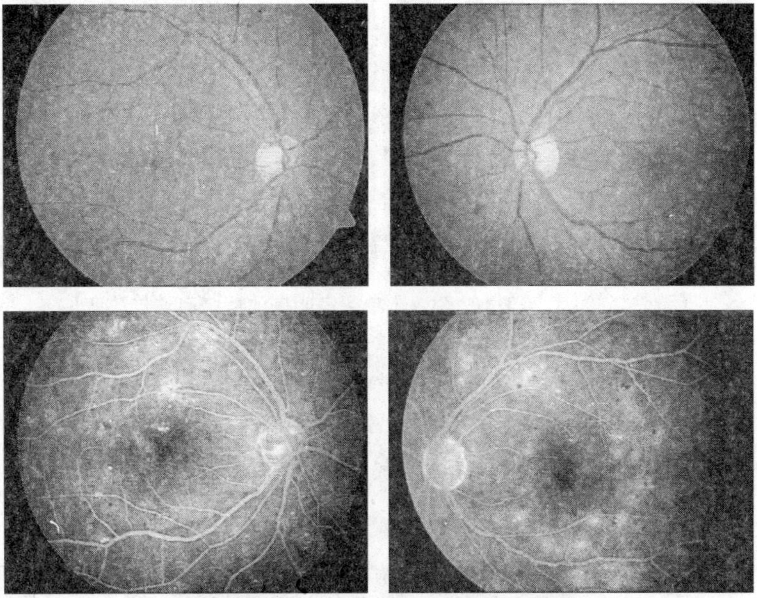

图 2-2　中度 NPDR

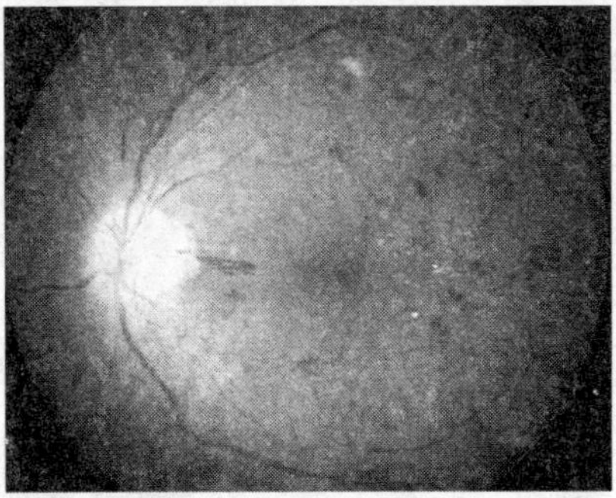

图 2-3　重度 NPDR(4 个象限中任何 1 个象限出现 20 个以上的视网膜内出血点)

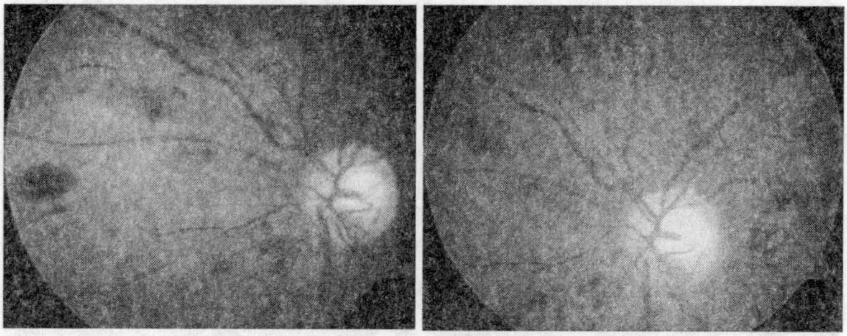

图 2-4　重度 NPDR(2 个以上象限有明确的静脉串珠样改变)

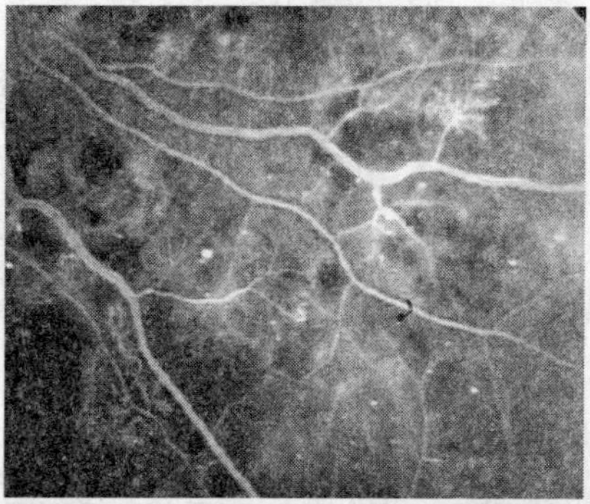

图 2-5　重度 NPDR(1 个以上象限有明确的视网膜内微血管异常)(IRMA)

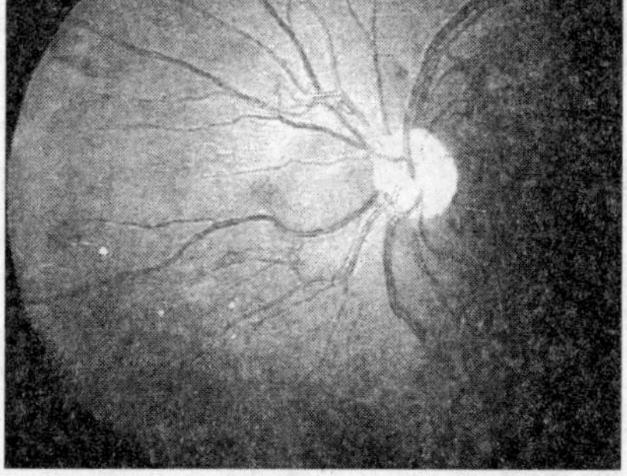

图 2-6　增生性 DR(PDR)(新生血管形成)

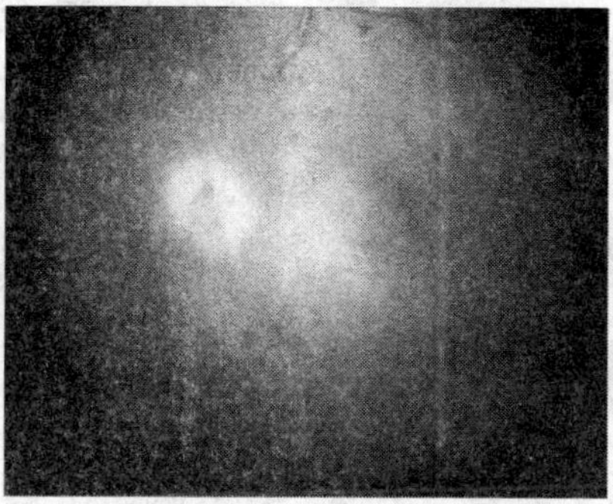

图 2-7　玻璃体出血

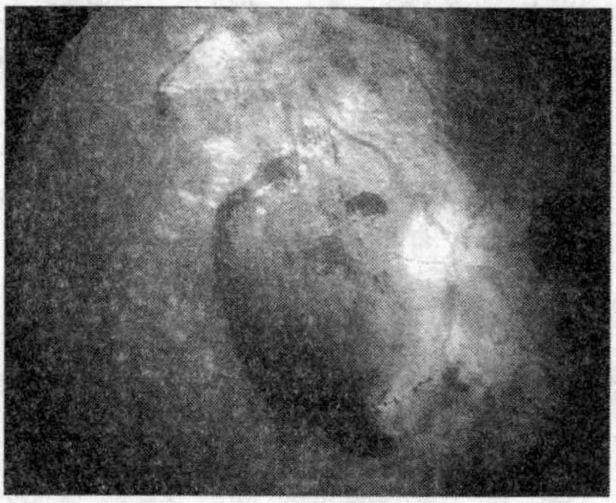

图 2-8　视网膜前出血

出，接近黄斑中心但未累及中心。

(3)重度黄斑水肿：视网膜增厚及硬性渗出，累及黄斑中心。

四、临床有意义的黄斑水肿

1. 视网膜水肿在黄斑中心 500μm 或以内。

2. 硬性渗出在中心 500μm 或以内。

3. 视网膜水肿 1 500μm(1DD)或更大，其任何部分在黄斑中心(1DD)之内。

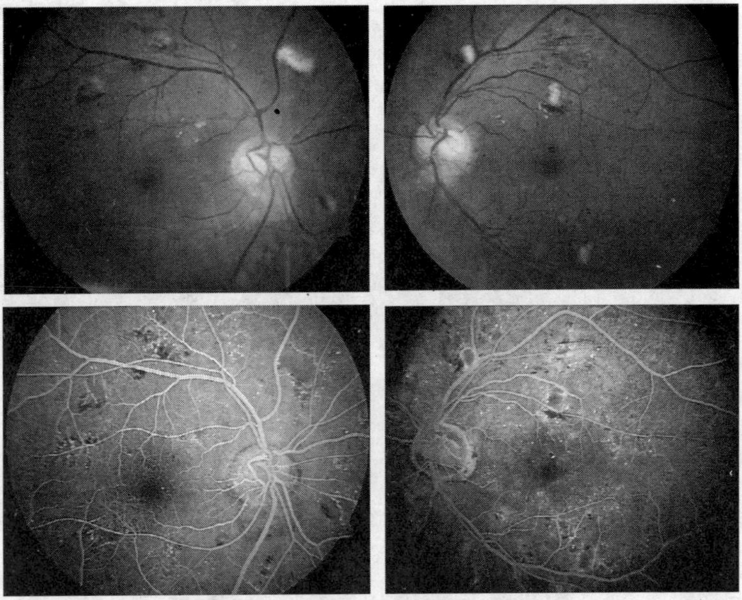

图 2-9　轻度 DME

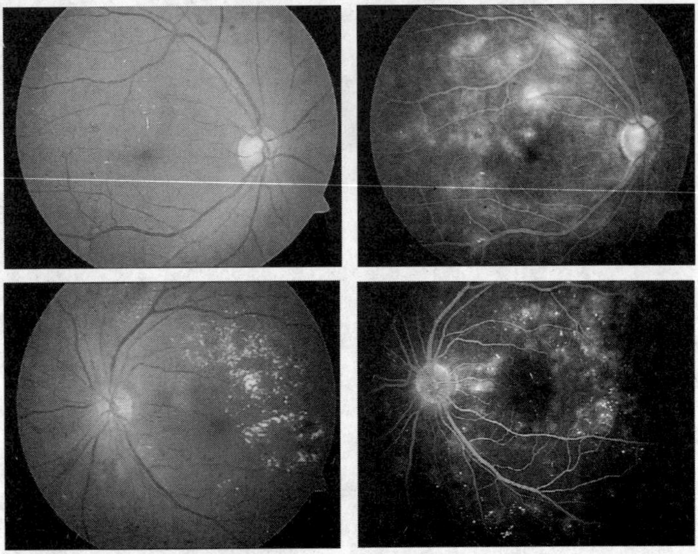

图 2-10　中度 DME

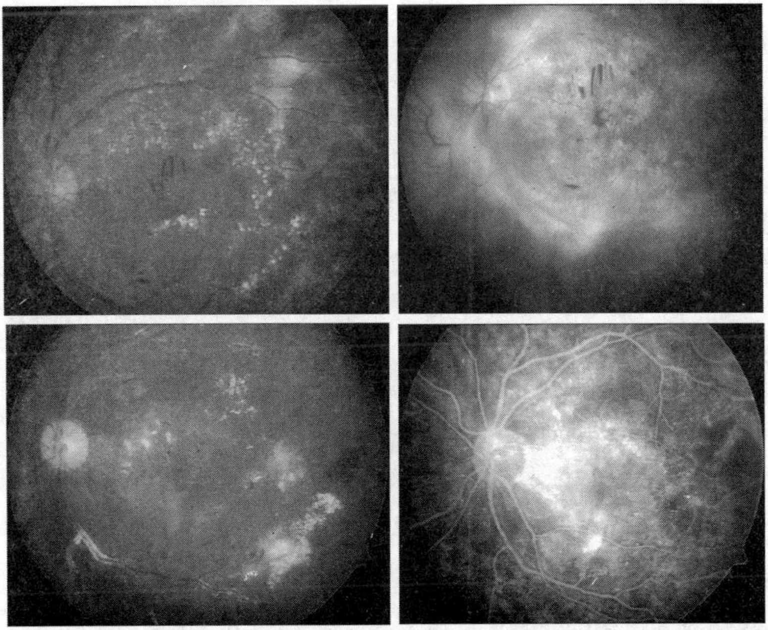

图 2-11　重度 DME

第三章　糖尿病性视网膜病变的临床表现及诊断

第一节　糖尿病的临床表现及诊断

一、糖尿病的临床表现

糖尿病系一慢性进行性疾患，除一部分1型糖尿病起病较急外，2型一般起病徐缓，难以估计时日。后者早期轻症常无症状，但重症及有并发症者则症状明显且较典型。其特点为病程漫长，无症状期难以估计，至症状出现或临床上确诊后常历时数年至数十年不等。有时可始终无症状，直至脑血管或心脏等严重并发症发作而在临终前不久才被发现有糖尿病。兹将各期临床表现分述如下。

(一)无症状期

绝大多数糖尿病患者是中年以上的2型糖尿病者，食欲良好，体态肥胖，精神体力一如常人，往往因体检或检查其他疾病或妊娠检查时偶然发现食后有少量糖尿。当测定空腹尿糖时常阴性，空腹血糖正常或稍高，但饭后2小时血糖高峰超过正常，糖耐量试验提示胰岛素抵抗。不少病者首先出现糖尿病的并发症症状而就诊，如高血压、动脉硬化、肥胖症及心血管病、高脂血症或高脂蛋白血症，或屡发化脓性皮肤感染及尿路感染等。1型糖尿病患者有时因生长迟缓、体质虚弱、消瘦，或有酮症而被发现。

在2型糖尿病无症状期或仅处于IGT状态时，患者常常已有高胰岛素血症，而在1型糖尿病出现症状前往往已有ICA和GAD的增高。

无症状期之前实际上尚有理化检查(包括糖耐量试验)均阴性的阶段，但这些对象可能有糖尿病家族史、巨婴史，或伴有代谢综合征，如胰岛素抵抗、高胰岛素血症、高血压、高LDL血症和肥胖等，因而是属于糖尿病的高危对象，WHO现称潜隐性糖耐量异常。

无症状糖尿病经饮食或(和)运动等治疗，可使病情较易得到控制，防止和减少慢性并发症。

(二)症状期

此期患者常有轻重不等的症状，且常伴有某些并发症或伴随症状或合并症。有时糖尿病症状非常轻微，但合并症或并发症症状却非常严重，且有时可先于糖尿病症状出现，或以主要症状出现而将糖尿病本身症状掩蔽。如老年病者常先有冠心病症候群(心绞痛、心肌梗死、心律不齐、心力衰竭等)，或脑血管意外症候群，但糖尿病症候群非常轻微，故临床上常被忽视或漏诊。中年病者可先有尿路感染、肺结核、皮肢疖痈或某些外科情况，如胆囊炎、胰腺炎等症状出现。幼年病者有时可以酮症酸中毒为首发症状。如空腹及餐后血糖均明显升高的糖尿病患者，一般有下列典型症状。

1. 多尿、烦渴、多饮 由于糖尿，尿渗透压升高而肾小管回吸收水减少，尿量常增多。病者尿意频频，多者一日夜可20余次，夜间多次起床，影响睡眠。一日尿总量常在2～3L以上，偶可达10余升。由于多尿失水，病者苦烦渴，喝水量及次数增多，可与血糖浓度及尿量和失糖量成正比；当胰岛素缺乏及酮症酸中毒时，钠钾离子回吸收更困难，多尿加重；常使血浆浓缩，影响渗透压，可酿成高渗性昏迷等严重后果。

2. 善饥多食 由于失糖，糖分未能充分利用，伴以高血糖刺激胰岛素分泌，食欲常亢进，易有饥饿感，主食有时每日高达500～1 000g，菜肴比正常人多1倍以上，尚不能满足。但有时病者食欲忽然降低，则应注意有否感染、发热、酸中毒，或已诱发酮症等并发症。多尿、多饮及多食临床上常称“三多症”。

3. 疲劳、体重减轻、虚弱 由于代谢失常，能量利用减少，氮负平衡，水和电解质丢失，患者感疲乏、虚弱无力。酮症时更严重，尤其是幼年(1型)及重症(2型)患者消瘦明显，体重下降可达数十斤，劳动力常减弱。久病幼儿生长发育受抑制，身材矮小，脸色萎黄，毛发少光泽，体质多虚弱。但中年以上2型轻症患者常因多食而肥胖。

4. 皮肤瘙痒 多见于女阴部，由于尿糖刺激局部所致。有时并发白色念珠菌等真菌性阴道炎，瘙痒更严重，常伴以白带等分泌。失水后皮肤干燥亦可发生全身瘙痒，但较少见。

5. 其他症状 有四肢酸痛、麻木、腰痛、性欲减退、阳痿不育、月经失调、便秘、视力障碍等。有时有顽固性腹泻，每日大便2～3次至5～6次不等，呈稀糊状，一般属非炎症性而为功能性腹泻，可能与自主神经功能紊乱有关。有时有体位性低血压、大汗淋漓、大小便失禁等严重神经系统症状出现，许多症状是由于并发症与合并症所致。

6. 体征 早期轻症，大多无体征；久病者常可发现因失水、营养障碍、继发感染、心血管、神经、肾脏、眼部、肌肉、关节等并发症而出现各种体征。肝脏可肿大，尤多见于1型病者，适当治疗后可恢复。国内病例中呈皮肤黄色瘤及胡萝卜素血症者罕见。

二、化验室检查

（一）血液检查

无并发症者血常规大多正常，但有下列生化改变：

1. 血糖　本病2型中轻度病例空腹血糖可正常，餐后常超过200mg/dl(11.1mmol/L)，重症及1型病例则显著增高，常在200～400mg/dl(11.1～22.0mmol/L)范围内，有时可高达600mg/dl(33.0mmol/L)以上。但此类病者常伴高渗昏迷及糖尿病酮症，由失水严重而引起，经治疗后血糖可迅速下降。

血糖测定：目前多采用葡萄糖氧化酶法，也有采用邻甲苯胺法。正常空腹血糖为3.9～6.1mmol/L，若2次重复测定空腹血糖≥7.8mmol/L可诊断为糖尿病。近期专家公认空腹血糖超过7.0mmol/L即可确诊。

测定血糖的方法常用的有三种：静脉血浆葡萄糖(VPG)，毛细血管全血葡萄糖(CBG)和静脉全血葡萄糖(VBG)。其中以前二者最常采用。以不同方法测得的结果略有差异。VPG方法测得的结果较CBG高10%，较VBG高15%左右。分析血糖报告时还须注意除外引起葡萄糖浓度增高的其他情况，如注射葡萄糖后、各种内分泌疾患、脑部病变及应激性情况等，后文将述及。轻症或早期尤其是2型糖尿病患者空腹血糖可正常，不可轻易除外，必须作餐后2小时血糖或糖耐量试验。

饭后2小时血糖测定：进食相当于100g葡萄糖的糖类食物(馒头或米饭100g)后2小时测定血糖，如超过140mg/dl(7.8mmol/L)者为耐量减低，超过200mg/dl(11.1mmol/L)者为糖尿病。

2. 血脂　未经妥善控制者或未治患者常伴以高脂血症和高脂蛋白血症。尤以2型肥胖病人为多，但有时消瘦的病人亦可发生。血浆可呈乳白色混浊液，其中脂肪成分均增高，特别是甘油三酯、胆固醇及游离脂肪酸。有时有乳白色奶油盖，其最上层为乳糜微粒。大都属高脂蛋白血症第Ⅴ型。甘油三酯可自正常浓度上升4～6倍，游离脂肪酸自正常浓度上升2倍余，总胆固醇、磷脂、低密度脂蛋白(LDL)均明显增高。尤其是有动脉硬化性心血管病及肾脏病变的糖尿病患者，脂质上升更明显，而单纯性糖尿病患者则升高较少。游离脂肪酸上升更提示脂肪分解加速，反映糖尿病控制较差，与血糖升高有密切关系，较甘油三酯升高更有诊断意义。高密度脂蛋白(HDL_2Ch)尤其是亚型2降低，Apo. A_1、A_2亦降低。

3. 血酮、电解质、酸碱度、CO_2结合力与非蛋白氮(尿素氮)等变化，将在酮症酸中毒、高渗昏迷、乳酸性酸中毒和肾脏病变等相关章节中叙述。

4. 糖化血红蛋白 评价血糖控制和糖尿病风险的一个重要因素是糖化血红蛋白(HbA1c)，HbA1c是衡量血糖控制水平的“金标准”。目前在监测血糖时医生仍以空腹血糖和餐后血糖作为主要依据进行处方，但这两项指标通常只能表达短期血糖水平；而HbA1c的平均寿命长达120天，可以反映患者空腹和餐后血糖的综合水平。对空腹血糖正常而血糖波动较大者可反映近2～3个月中血糖情况。研究显示，HbA1c每下降1%，可以使糖尿病死亡的危险下降21%，心脏病发作减少14%，微血管并发症下降37%，周围血管疾病减少43%。因此，降低HbA1c才是长期控制血糖的重中之重。国际上公认的指标是7%以下。但是，如果一个人的HbA1c达到6%，就应当引起重视；如果达到6.5%，就应当去医院进行检查。

5. 葡萄糖耐量试验 对于空腹血糖正常或稍偏高而偶有糖尿的患者，或有糖尿病嫌疑的患者(如有阳性家族史，或反复小产、早产、死胎、巨婴、难产、流产的经产妇，或屡发疮疖痈肿者等)，须进行葡萄糖耐量试验。但空腹血糖明显增高的重型显性病例则诊断已能确定，大量葡萄糖可加重负担，应予免试。

葡萄糖耐量试验包括：a. 口服葡萄糖耐量试验（OGTT）；b. 静脉葡萄糖耐量试验（IGTT）；c. 可的松葡萄糖耐量试验。

其中以口服葡萄糖耐量试验（oral glucose tolerance test，OGTT）最常用，以往成人采用一次100g，近年WHO建议用75g（或不论成人或儿童每千克标准体重1.75g，总量不超过75g）口服法。于口服糖前及后第1/2、1、2、3小时抽取静脉血测糖，同时搜集尿标本查尿糖。

结果：正常人（年龄15～50岁）空腹血糖为70～100mg/dl（葡萄糖氧化酶等真糖法），糖吸收高峰见于30～60分钟内（50岁以上者后移），一般不超过170mg/dl，2小时血糖浓度恢复正常范围，3小时可降至正常以下。尿糖阴性。100g和75g法相比较差别不大，仅后者血糖较早恢复正常。年逾50岁者糖耐量往往生理性减低，于1小时峰值每增高10岁血糖增加10mg/dl。

诊断标准：目前多数采用1985年WHO提出的暂行标准如下：

（1）有糖尿病症状，任何时候静脉血浆葡萄糖≥200mg/dl（11.1mmol/L）及空腹静脉血浆葡萄糖≥140mg/dl（7.8mmol/L）可确诊为糖尿病。

（2）如结果可疑，应进行OGTT（成人口服葡萄糖75g，儿童每千克体重1.75g，总量不超过75g），2小时血糖≥200mg/dl（11.1mmol/L）可诊断为糖尿病。血糖在140mg/dl至200mg/dl之间为糖耐量减退（TGT）。

（3）如无糖尿病症状，除上述两项诊断标准外，尚须另加一指标以助诊断，即在OGTT曲线上1°或2°血糖≥200mg/dl或另一次空腹血糖≥140mg/dl。

由于低糖饮食或饥饿状态可使糖耐量减低，因此试验前3天应注意调整饮食，使糖类摄食不少于250g/d，方可获得可靠结果。

对部分患者需估计其β细胞功能或血糖控制状况时，尚可作下列测定：

(1)空腹血浆胰岛素测定：以放射免疫法测定空腹血浆胰岛素正常范围为5～20μu/ml，1型患者往往在5μu/ml以下，有时低至测不出。2型患者血浆胰岛素浓度一般正常，少数也有偏低者，肥胖患者常高于正常，增高明显者呈高胰岛素血症，提示有胰岛素抵抗。后者为代谢综合征中的一个组成，可认为是冠心病的危险因素之一，近年来备受关注。胰岛素和胰岛素原有免疫交叉性，因此均能为一般放免测定法测出，而对心血管的不良影响，胰岛素原可能更甚于胰岛素。已有研究胰岛素原的测定应用于临床。

(2)胰岛素释放试验：在进行口服葡萄糖耐量试验时可同时测定血浆胰岛素浓度以反映胰岛B细胞贮备功能。1型病者除空腹胰岛素水平很低外，糖刺激后胰岛素水平仍很低，呈低扁平曲线，尤其是计算同时间的血浆中葡萄糖(G)与胰岛素(IRI)比值，(IRI)/G，提示胰岛素分泌偏低(正常值为25μu/mg)。2型病者空腹水平可正常或偏高，刺激后呈延迟释放。葡萄糖刺激后如胰岛素水平无明显上升或低平，提示B细胞功能低下。

(3)C肽测定：从胰岛B细胞释放的胰岛素经肝肾后受胰岛素酶等灭能，周围血中每次循环将有80％被破坏，且其半衰期仅4.8分钟，故血浓度仅能代表其分泌总量的极小部分。C肽与胰岛素系从胰岛素原分裂而成的等分子肽类物，不受肝脏酶的灭能，仅受肾脏作用而排泄，且其半衰期为10～11分钟，故血中浓度可更好地反映胰岛B细胞贮备功能。测定C肽时不受胰岛素抗体所干扰，与测定胰岛素无交叉免疫反应，也不受外来胰岛素注射的影响，故近年来已利用测定C肽血浓度或24小时尿中排泄量以反映B细胞分泌功能。

1)血清C肽浓度测定　用放射免疫法测定空腹时正常人血清C肽为(1.0±0.23)mg/dl，当口服葡萄糖后60分钟达到峰值时，浓度为3.1ng/ml，据Block等测定，正常人口服100g葡萄糖后血清C肽从(1.3±0.3)ng/ml于60分钟后上升至(4.4±0.8)ng/ml，2型糖尿病者2小时后仅上升2.3ng/ml。另5例1型病者曾治以胰岛素5年以上者C肽水平很低，无论空腹时及刺激后均未能测出。

2)24小时尿C肽测定　正常人24小时尿C肽为(36±4)μg，1型糖尿病者仅(1.1±0.5)μg，2型糖尿病者为(24±7)μg，每日C肽的排出量约相当于胰岛素分泌量的5%，而胰岛素排出量仅占0.1%。

上述C肽测定对胰岛素治程中的1型病者可鉴定β细胞功能，目前不仅用于科研，临床也常采用。

3)果糖胺测定　血清果糖胺正常值(2.13±0.24)mmol/L(血浆中低0.3mmol/L)，可反映近1～4周中血糖情况，与HbA1c相平行，糖尿病者不论1型、2型均增高，尤以1型为高。

总之，糖尿病的诊断可根据病史、临床表现，辅以上述尿糖、血糖及OGTT而确定。此外，尚须查明有否各种并发症和伴随症，并估计其病情轻重、类型、发展阶段和各主要脏器功能状态等，对本病的治疗和预后非常重要。

近20年以来，国际上对糖尿病病因以及并发症方面研究取得了大量成就，加深了对糖尿病的认识，在此基础上美国糖尿病学会(ADA)和世界卫生组织(WHO)于1996年和1997年先后提出了对现行WHO 1980—1985年的诊断和分型的修改。WHO 1999年咨询报告和国际糖尿病联盟-西太区(IDF-WPR)委员会正式认可了这些修改。中华糖尿病学会也于1999年正式采用这一新的诊断标准和分型，并于当年开始实施。

在新的糖尿病诊断标准中降低了空腹血糖的指标，并提出了空腹血糖损伤(IFG)概念。降低空腹血糖标准是美国糖尿病协会1997年提出的，他们发现空腹血糖7.8mmol/L时，餐后2小时血糖多在12.8～13.9mmol/L之间，与原来餐后2小时的血糖标准(11.1mmol/L)不能吻合。修改后的血糖标准使空腹和餐后2小时得到了统一。同时也有利于及时发现糖尿病。这里特别说明的是IFG和糖耐量损伤(IGT)都是介于糖尿病患者和正常人之间的一种状况。

以上诊断标准可归纳为表3-1。

表3-1 世界卫生组织(WHO)糖尿病诊断暂行标准

口服葡萄糖耐量试验(OGTT)	血糖 mg/dl(mmol/L)		
	静脉全血	静脉血浆	毛细血管全血
	糖尿病(DM)		
空腹和(或)糖 负荷后2h	≥120(6.7) ≥180(10.0)	≥140(7.8) ≥200(11.1)	≥120(6.7) ≥200(11.1)
	葡萄糖耐量异常(IGT)		
空腹和糖 负荷后2h	＜120(6.7) ≥120(6.7)～ ＜180(10.0)	＜120(6.7) ≥140(7.8)～ ＜200(11.1))	＜120(6.7) ≥140(7.8)～ ＜200(11.1)

诊断糖尿病时尚须除外影响糖耐量的多种因素，包括垂体前叶、肾上腺皮质、甲状腺功能亢进等内分泌病，肥胖，肝病，多种药物(如噻嗪类利尿剂、女性避孕药、糖皮质激素、苯妥英钠、氯苯甲噻二嗪等)，应激状态(如发热、感染、急性心肌梗死、手术治疗等)，失钾等。

(二)尿液检查

1. 糖尿 正常人每日尿中排出的葡萄糖不超过100mg，一般常规的尿糖定性测不出。若每日尿中排出糖超过100mg，则称为糖尿。重症病例治疗前经常有糖尿，但早期轻症仅见于餐后或有感染等应激情况下，不少久病者由于肾糖阈升高，虽有高血糖而无糖尿。尿糖可自微量至10g%以上，一般在0.5%～5g%左右，偶可达15g%以上，每日失糖可自微量至数百克。一般而论，在定量饮食条件下失糖量与病情轻重成正比，与血糖高度亦有关系。决定有无糖尿及尿糖量的因素有三：①血糖浓度；②肾小球滤过率；③肾小管回吸收葡萄糖率。正常人肾糖阈为160～180mg/dl；如葡萄糖滤过率为125ml/min，肾小管能回吸收肾小球滤液中葡萄糖250～300mg/min，故血糖正常时尿中无糖。但不少晚期患者由于肾小动脉硬化、肾小球硬化症等病变，肾血流量减少，肾小球滤过率减低而肾小管回吸收糖的功能相对尚好时，则血糖浓度虽高而无糖尿，临床上称为肾糖阈增高。反之，如肾小管再吸收糖的功能降至120mg/min以下，则血糖浓度虽在100mg/dl左右仍可有糖尿，临床上称为肾糖阈降低，见于肾性糖尿，为本病重要鉴别诊断之一。

判断尿糖检查结果时应注意下面几种情况。尿糖测定结果仅供诊断参考，而确诊糖尿病需依靠血糖测定。

(1)如有少量或微量糖尿，且偶然于饭后出现者应进行血糖与糖耐量试验，并注意到斑氏溶液中硫酸铜系被糖类等还原为一氧化铜而起反应。不少药物，如吗啡、水杨酸类、水合氯醛、氨基比林、对氨苯甲酸、大量柠檬酸、尿酸等和不少其他糖类可还原硫酸铜而发生假阳性结果。故目前广泛采用葡萄糖氧化酶制成的尿糖试条，可以避免假阳性结果。

(2)临床上有糖尿病征象或嫌疑而尿糖反复阴性时，应注意测定空腹及饭后2小时血糖，以便除外肾糖阈升高的情况。

尿糖阳性的临床意义：

尿糖的化验结果对于诊断疾病和判断疾病的预后有重要意义。但是如果病人同时有肾脏疾病，引起肾小球滤过功能降低，这时虽然血糖已升高，但尿糖仍呈阴性；反之，如果肾脏疾病引起肾糖阈值降低(即血中的糖比正常情况更容易通过肾脏而进入尿液),这时可以出现血糖正常,而尿糖却呈阳性。所以尿糖阳性时,首先应考虑糖尿病的可能性,但是并非都是糖尿病。因为下列情况也可出现尿糖,但不是糖尿病。鉴别诊断方面须除外下列几种情况:

1)妊娠期糖尿　孕妇往往由于细胞外液容量增加而抑制肾脏近曲小管重吸收葡萄糖的功能,致使肾糖阈下降而易出现糖尿。怀孕后期或哺乳期由于乳腺产生过多乳糖,且随尿排出产生乳糖尿,应与葡萄糖鉴别。

2)滋养性糖尿　少数正常人在摄取大量碳水化合物后,由于小肠吸收糖过快而负荷过重,可出现暂时性糖尿,但空腹血糖及糖耐量试验正常。

3)肾性糖尿　在正常情况下,人的空腹血糖浓度是每百毫升血有 80mg 葡萄糖,以两肾每分钟滤过率为 125ml 计算,1 分钟便有 100mg 的糖被滤出,但尿中却没有葡萄糖。这是因为滤液的葡萄糖在流经肾小管时,全部被重新吸收入血的缘故。但肾小管再吸收糖的能力减低时,肾糖阈低下,血糖虽正常而有糖尿,见于少数妊娠妇女有暂时性肾糖阈降低时,必须进行产后随访,以资鉴别。肾炎、肾病等也可因肾小管再吸收功能损伤而发生肾性糖尿,应与糖尿病肾小球硬化症鉴别。真正的肾性糖尿如范可尼(Fanconi)综合征为肾小管酶系缺陷,颇罕见。空腹血糖及糖耐量试验完全正常,还可进行肾糖阈测定,肾小管最大葡萄糖吸收率测定等以资鉴别。

4)假性糖尿　长期使用肾上腺皮质激素、脑垂体后叶激素、咖啡因及苯丙胺类药物,会使血糖增高而造成糖尿。另外,有些药物如吗啡、水杨酸类、水合氯醛、氨基比林、对氨苯甲酸及大量枸橼酸等,可使尿糖的化验出现假阳性结果。

5)神经性糖尿　见于脑溢血、脑瘤、颅内骨折、窒息、麻醉时,可见血糖呈暂时性过高伴糖尿，可于病情随访中加以鉴别。

6)非葡萄糖尿　如乳糖尿见于哺乳或孕妇及幼婴。果糖及戊糖尿偶见于进食大量水果后，为非常罕见的先天性疾患。发现尿糖阳性时，应联系临床情况分析判断，不宜立即肯定为糖尿病。鉴别方法有生化及发酵试验等。

7)饥饿性糖尿　当饥饿难忍时忽进大量糖类食物，胰岛素分泌一时不能适应，可产生糖尿及葡萄糖耐量减低，鉴别时注意分析病情，注意饮食史、进食总量，空腹血糖常正常甚至可偏低，必要时每日可给糖类 250g 以上，3 日后重复糖耐量试验。

8)其他糖尿　在胃切除或甲状腺功能亢进症患者中糖在肠内吸收加速，食后血糖迅速升高又很快降低，可呈现暂时性糖尿及低血糖症状；肝功能不全时，果糖和半乳糖利用失常，血中浓度过高，有时会出现果糖尿或半乳糖尿。

另外，进食过多的半乳糖、甘露糖、果糖、乳糖以及一些戊糖，或体内代谢失常时可出现相应的糖尿。另外，一时进食的糖类过多，或注射大量葡萄糖液以后，可以暂时出现糖尿；当肝脏功能受到严重损害，血中的葡萄糖不能经过肝脏加工而贮存起来，会使血糖和尿糖都升高。所以，诊断糖尿病还要结合其他检验。

2. 蛋白尿　一般无并发症病者呈阴性或偶有白蛋白尿，尿蛋白低于 29mg/d 或 20μg/min，白蛋白尿排泄率在 30～300mg/d 时称微量白蛋白尿，表明患者已有早期糖尿病肾病，白蛋白尿排泄率＞300mg/d 时，称临床或大量白蛋白尿，常规尿检可出现蛋白尿，此时病变已非早期，随病变发展尿蛋白量较多，可达 0.5g%（约相当于 4＋），每日丢失蛋白质在 3g 以上（正常人＜30mg/d），常引起严重低蛋白血症和肾病综合征。高血压、肾小动脉硬化症、心力衰竭者，亦常有少量蛋白尿，有时于酮症酸中毒、高渗昏迷伴循环衰竭者或休克失水严重影响肾循环时，亦可出现蛋白尿。

蛋白尿亦是 2 型糖尿病并发 PDR 的另一个危险因素，24 小时尿微量白蛋白的发病率是随着视网膜病变程度的加重而升高的，随着蛋白尿严重程度的增加，发生 PDR 的危险性也相应增加。视网膜病变与肾脏微血管病变有相似的基础和特征，糖尿病时肾小球通透性增加，白蛋白渗出增多，引起肾小球性蛋白尿，对 DR 发生发展起一定的促进作用。单纯期主要以微量白蛋白尿发病为主，并随着视网膜病变加重而升高；在糖尿病性视网膜病变增殖期，病变中可见到大量白蛋白尿，说明蛋白尿是随着视网膜病变程度加重而明显升高，提示两者密切相关。肾小球血管病变间接导至视网膜病变的发生，而糖尿病肾病的出现可以进一步加速视网膜病变的发生和发展，同时视网膜病变出现提示尿白蛋白的危险性增加。蛋白尿较其他指标能更可靠地反映糖尿病控制的好坏，以及微血管病变的程度。因此，糖尿病患者蛋白尿的出现可预示 DR 的发生，观察眼底，检测尿微量蛋白，尽早发现，及时治疗，可以预防或延缓 DR 的发生。

3. 酮尿 见于重症或饮食失调伴酮症酸中毒时，也可因感染、高热等进食很少(饥饿性酮症)。

4. 管型尿 往往与大量蛋白尿同时发现，多见于弥漫型肾小球硬化症，大都属透明管型及颗粒管型。

5. 镜下血尿及其他 偶见于伴高血压、肾小球硬化症、肾小动脉硬化症、肾盂肾炎、肾乳头炎伴坏死或心力衰竭等病例中。有大量白细胞者常提示有尿路感染或肾盂肾炎，糖尿病患者往往比非糖尿病者为多见。有肾乳头坏死者有时可排出肾乳头坏死组织，尿常规检查类似炎症反应为诊断该病的有力佐证。

三、糖尿病的诊断标准及疗效评定标准

(一)诊断标准

1. 正常 空腹血糖(FPG)＜6.11mmol/L，餐后 2 小时血糖

(2hPG)<7.77mmol/L。

2. 糖尿病

(1)有糖尿病的症状,任何时间的静脉血浆葡萄糖浓度≥11.1mmol/L(200mg/dl)。

(2)空腹静脉血浆葡萄糖浓度≥7.0mmol/L(126mg/dl)。

(3)糖耐量试验(OGTT):口服75g葡萄糖后2小时静脉血浆葡萄糖浓度≥11.1mmol/L。

以上3项标准中,只要有1项达到标准,并在随后的一天再选择上述3项中的任1项重复检查也符合标准者,即可确诊为糖尿病。

血糖测定是糖尿病诊断的惟一标准。空腹血糖大于或等于7mmol/L,餐后2小时血糖大于或等于11.1mmol/L,排除其他原因引起的血糖升高,可诊断糖尿病。如果介于二者之间,可做葡萄糖耐量试验。

3. 糖耐量异常 餐后2小时血糖(2hPG)>7.77mmol/L,但<11.1mmol/L时为糖耐量损伤(IGT);空腹血糖(FPG)≥6.11mmol/L,但<6.99mmo/L时为空腹血糖损伤(IFG)。

值得注意的是,不少老年人怀疑自己有糖尿病就到医院作空腹血糖检查,血糖达不到诊断标准,就认为自己没有糖尿病,放松了警惕。其实,一半左右的老年糖尿病病人,空腹血糖不一定会达到7mmol/L,而2小时血糖则会大于11.1mmol/L,如果只做空腹血糖,而不做餐后血糖,容易造成漏诊。这是因为部分老年人自身分泌的胰岛素能克服清晨体内升血糖激素作用,而不足以克服餐后高血糖。

在我国医生在做出诊断时往往要结合临床症状加以考虑,如果有症状只要有一次空腹或餐后血糖达到上述糖尿病诊断标准,就可以判定为糖尿病。如果完全没有糖尿病症状,就需要空腹和餐后血糖同时达到上述标准,才可以判为糖尿病。

本标准是对病人治疗中总体的评定标准，在科研中应说明研究的主要目标，若单为降血糖，可按降糖程序评定。不过应说明配合其他治疗的方法。各种合并症的评定标准另订。

（二）疗效评定标准

1. 临床缓解 ①空腹血糖＜6.1mmol/L(110mg/dl)，餐后2小时血糖≤8.3mmol/L(150mg/dl)，糖基化血红蛋白＜6%；②血脂正常；③24小时尿糖＜5g；④临床症状消失；⑤体重向标准方向发展，并在标准体重上下20%以内；⑥生存质量上升2级以上；⑦合并症解除(各病症解除的具体指标另订)。

2. 显效 ①空腹血糖＜7.22mmol/L)，餐后2小时血糖≤10.08mmol/L(180mg/dl)；②血脂：TC＜5.96mmol/L(230mg/dl)，TC＜1.47mmol/L(130mg/dl)，糖基化血红蛋白＜8%；③24小时尿糖＜10g；④临床症状明显减轻；⑤体重向标准方向发展，疗程内体重趋向标准体重＞2kg(偏瘦者，体重增加＞2kg，偏胖者，体重减少＞2kg)；⑥生存质量提高到相应期的上限；⑦合并症显著减轻(各病症显著减轻的具体指标另订)。

3. 有效 ①空腹血糖＜8.3mmol/L(150mg/dl)，餐后2小时血糖≤11.1mmol/L(200mg/dl)；②血脂：TC＜6.48mmol/L(250mg/dl)，TC＜1.7mmol/L(150mg/dl)；③临床症状有所减轻；④24小时尿糖＜15g；⑤体重向标准方向有所发展；⑥生存质量有所提高；⑦合并症有所减轻(各病症减轻的具体指标另拟)。

4. 无效 各项指标达不到上述要求标准。

（三）眼部并发症

糖尿病的眼部并发症很多，例如结膜微血管瘤、低眼压、虹膜病变、视神经病变、眼肌麻痹、白内障、青光眼、视网膜病变等。其中最常见的是糖尿病性视网膜病变，是糖尿病患者致残的主要原因之一。其次是糖尿病性白内障，也是糖尿病破坏视力最常见的合并症。高血糖可引起视物模糊，有时这种现象是短暂的，经过数周严格控制血糖，视力会逐渐恢复，但若血糖未及时控制，长期高血糖可导致视力永久性减退甚至失明，糖尿病病人由于眼病失明比非糖尿病者高25倍。

糖尿病病人容易出现晶状体、玻璃体及视网膜病变，尤其是视网膜的病变，为发生视力障碍的主要因素。糖尿病所并发的眼部疾病常见的有：糖尿病性视网膜病变、糖尿病性白内障、糖尿病性视神经改变、糖尿病性青光眼、糖尿病性屈光改变等。

1. 糖尿病性白内障 据统计，在白内障患者中，糖尿病患者约占30%。在病程为10年和15年后，有40%～50%和70%～80%的患者并发该病。大约有10%的患者在起病15年后会发展成严重的视力损伤，而2%的患者将完全失明。

眼球的晶状体应该是无色透明的，如同照相机一样可以聚焦物体清晰地成像于视网膜上。随着年龄的增长，晶状体有时变得越来越混浊，视力不清楚，换副眼镜无效，总觉眼前有一层雾，瞳孔由黑色变为灰色，导致失明，称之为白内障。由于糖尿病患者血液中和眼内房水中葡萄糖浓度偏高，葡萄糖在代谢中转变为山梨醇物质积聚在晶体内，造成晶体纤维肿胀，进而断裂、崩解，最终完全混浊，引起患者视力下降，甚至失明。与正常人比较，糖尿病人患此种症状的机会并不见得较高，只是糖尿病人在罹患此疾后，其进展速度较快，也就是说，导致视力障碍的情形会比较早，以致必须提早接受摘除晶状体的手术。病情进展与糖尿病控制的好坏有关。

糖尿病性白内障，临床上可分为两类，一类为真性糖尿病性白内障；另一类为假性糖尿病性白内障，后者与老年性白内障难以区别。真性多为双侧性，发生在40岁以下。但老年性白内障在糖尿病中的发病率较高。

白内障的治疗与非糖尿病病人一样，没有特别差异，不过糖尿病控制的越好，发生白内障的机会也会越少。

2. 青光眼 糖尿病患者容易发生青光眼。有资料表明糖尿病患者的青光眼发生率为12.6%，比非糖尿病人群高3倍。糖尿病与青光眼之间的关系错综复杂，青光眼发病原因也各不相同。糖尿病可引起前房角小梁网硬化，房水外流不畅，眼压升高而发生原发性开角型青光眼；糖尿病患者血液循环障碍可导致眼部血流灌注减少，引起青光眼性视神经损伤而发生正常眼压性青光眼；在高血糖状态下晶体发生肿胀，导致前房角关闭，眼压升高引起继发性闭角型青光眼；重要的是糖尿病性视网膜病变最终引起新生血管性青光眼。

3. 糖尿病性视神经病变 糖尿病性视神经病变临床多见，发生率高，据文献报道，病程1～5年的糖尿病患者中视神经的发病率为4.7%，6～10年者则为7.9%。糖尿病视神经病变主要表现有：

(1)视盘新生血管。

(2)缺血性视神经病变。患者常常自觉视力有不同程度的下降，轻者仅觉视物略有模糊，重者降至光感。

(3)眼底改变：早期以视乳头水肿为主，持续1个月后视乳头呈扇形或弥漫性萎缩，有的视乳头仅呈不同程度的色调变淡，在临床上容易被忽视。

4. 糖尿病性屈光改变 眼内的晶状体就像照相机的镜头，是一个凸透镜，可以将远处的光线屈折后聚焦在视网膜上。凸度增加时，屈折力增强，光线聚焦在视网膜前，视网膜上不能形成清晰的图像，这种屈光状态为近视。而远视者则与之相反。

糖尿病患者由于血糖突然增高使房水中离子浓度降低，房水的渗透压降低，其中水的成分就会进入到晶状体中，致使晶体因过度吸入水分而凸度增加，出现近视性屈光不正。

这种晶状体凸度增加好像增加了晶状体的调节力，似乎使原本调节力下降的老花眼恢复了调节能力，故出现看书看报不用戴花镜的现象。反之，经过治疗后当血糖降低时又会使晶状体失去水分而发生远视性屈光不正，且常伴有明显的散光。这种因血糖突然改变而造成的屈光异常性视力下降，是暂时现象，一般眼科先不予矫正，建议立即控制血糖，待血糖稳定后此症状往往自行缓解。如血糖控制后视力仍无恢复，说明这种晶状体的改变已经是不可逆的了，应进行配镜矫正。

5. 糖尿病性视网膜病变(见后)。

第二节　糖尿病性视网膜病变的临床表现及诊断

一、临床表现

早期除糖尿病症状外，一般没有明显眼科表现，初期可无症状，偶在眼科体检时才发现。继而视力轻度下降，随着病情发展，视物显著模糊，直至完全失明。有的患者可突然失明，或在失明的同时还可有眼痛、眼胀的症状。病变发展可引起不同程度的视力障碍。若黄斑区受累，可有中心视力下降或视物变形等症状。视网膜血管破裂可引起眼前黑影飘动，甚至视力严重丧失，仅存光感。

(一)症状体征

糖尿病性视网膜病变患者除一般常见的糖尿病症状外，最常见的主诉是闪光感及视力障碍。

病变早期，损害未累及黄斑时，眼底仅见于微血管瘤、出血及硬性渗出，中心视力可正常或轻度下降或有两目干涩，视物轻度模糊，有时无任何症状而仅在眼底检查时被发现有DR。但是，若病变累及黄斑，或黄斑区有明显的囊样水肿，则对视力损害较大。当视网膜前出血侵犯黄斑区，玻璃体出血或广泛增殖性DR时，视力损害则更严重，特别是视网膜前或玻璃体出血，在短时间视力明显下降，两目疼痛，视物不清，两眼前有“云雾”状或“飞蚊”征。若继发青光眼和视网膜脱离时，常促使视力完全丧失而短期内失明。另外，因本病同糖尿病性肾病都属于微血管病变，二者常合并产生，所以，病人又可见有尿少、浮肿、尿蛋白增加等糖尿病性肾病临床表现。

DR的眼底改变一般为双侧性，但发病可先后不等，病情可轻重不一，分为单纯型和增殖型两种。

(1)非增殖期表现有微血管瘤，毛细血管呈袋形或梭形膨出，荧光血管造影显示的微血管瘤多于眼底检查。微血管瘤如有渗漏可产生视网膜水肿，尚可见到深层斑点出血水肿，硬性渗出，脂质沉着，有黄白色边界清楚、不规则渗出灶，积聚成堆、排列成环。此外，可见棉毛斑，静脉扩张，扭曲呈串珠状，提示视网膜严重缺血。

(2)增殖性视网膜病变，由于玻璃体内出血后增生许多新生血管与纤维增殖而发生，可导致视网膜剥离，视力丧失。眼球内初出血时有剧痛，继以视野中似有乌云火花常引起视力模糊，甚而失明。在出现新生血管和纤维组织以前的DR，称为单纯型DR。单纯型DR病变尚局限于视网膜内，眼底表现为视网膜微血管瘤，棉絮样白斑，出血斑，视网膜水肿，视网膜动脉病变和静脉病变，增殖性DR，延伸超过内界膜，眼底表现为视网膜及玻璃体内有新生血管，纤维性增殖，玻璃体出血，引起视网膜脱离。

糖尿病性视网膜病变眼底表现如下：

(1)视网膜微血管瘤：为DR常见的早期改变，边界清晰呈现红或暗红色的圆形斑点，大小不等，如针尖或分支血管直径大小，可分布于黄斑区，或散布于眼底任何象限，密集成群。早期多动脉分布，数目逐渐增多，动静脉两侧均有。一般长期不消退，数年保持不变，持续很久可完全消失，成为一孤立的白斑点(图 3-1)。

(2)出血斑：与微血管瘤同时出现，一般位于视网膜深层，呈圆形、点状红斑，边界不清楚，分布和微血管瘤相似，迅速吸收，附近可再出现新的出血斑，导致眼底出血无明显变化。当病情发展，可出现浅层条状或“火焰”状出血斑(图 3-2，图 3-3)。

(3)硬性渗出：为边界清楚的黄白色斑点，可数个或成堆出现。有时围绕一个或数个微血管瘤呈环形排列，还可互相融合呈现大斑块状，黄斑区呈现放射性排列。病情好转后，经过较长时间逐渐吸收。一般认为，它是水肿后视网膜神经组织分解产生的脂类(图 3-4)。

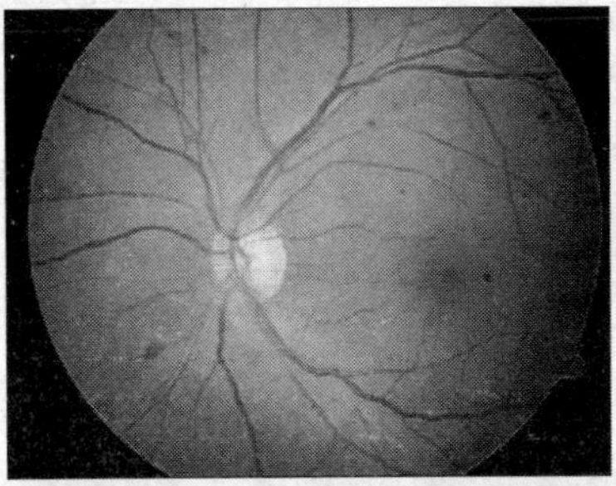

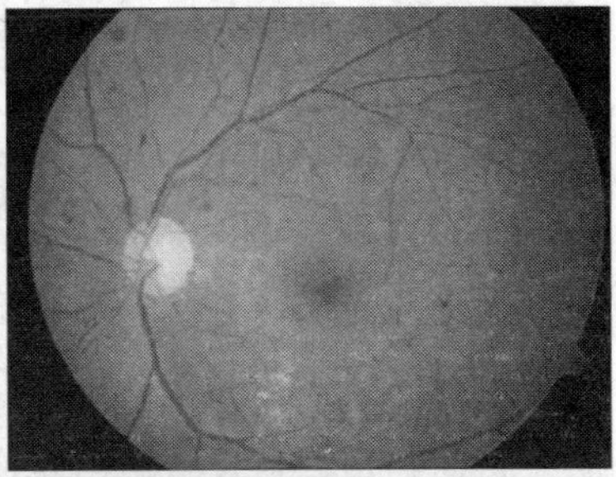

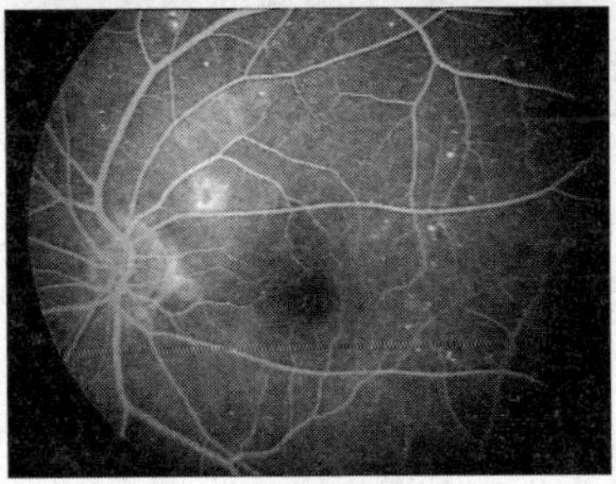

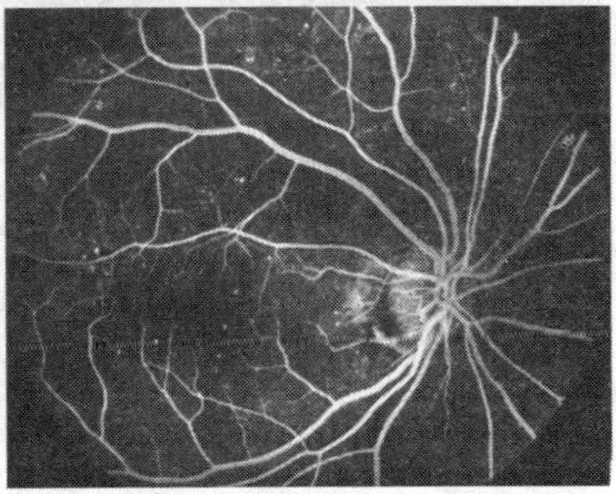

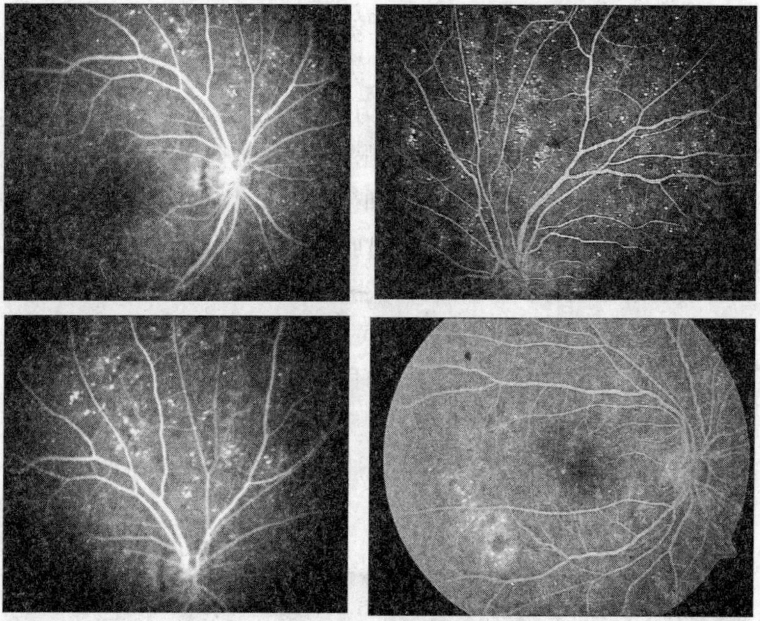

图 3-1 微血管瘤

为 DR 最早期的改变，患者此时视力可正常或有轻度下降。常发生在黄斑周围或分布在视网膜后极部，随着病情的发展微血管瘤数量增多，可成簇出现，如果数量少检眼镜不易发现。检眼镜下微血管瘤呈一小红点，作荧光血管造影视网膜微血管瘤呈点状高荧光。密集的微血管瘤可引起渗漏，导致其附近的视网膜水肿，微血管瘤在糖尿病性视网膜病变的任何一级均可存在

(4)棉絮斑：一般形态较小，大小不一，形状不规则，边界不清楚，新鲜者为白色，边缘模糊，一般眼底同时可见陈旧不等的棉絮斑，消失后可残留色素紊乱。血管闭锁缺血，使神经纤维轴浆流阻滞及细胞内水肿，是棉絮斑发生的病理基础。棉絮斑消退后，闭锁的毛细血管肿胀、断裂呈无结构的细胞样小体，日久逐渐被胶质组织所代替，不再因缺血而肿胀(图 3-5)。

(5)视网膜静脉改变：早期视网膜静脉扩张、充盈、颜色常暗红，呈现均一性改变。晚期动脉改变时，静脉呈现梭形，扭曲成袢。

(6)视网膜动脉改变:类似于高血压性视网膜动脉硬化的改变,动脉变细,反光增强,静脉交叉压迫征等(图 3-6,图 3-7)。

(7)新生血管、纤维组织增殖、视网膜脱离:新生血管是视网膜毛细血管闭塞、局限视网膜急性缺氧、刺激血管新生导致,发生在任何视网膜象限,充分生长和重度的新生血管在眼底镜下即可发现,初发微细新生血管通过眼底荧光血管造影发现。通常,新生血管开始生长时较细,只有很少的纤维组织,以后新生血管与纤维组织逐渐增多,形成纤维血管膜,最后血管成分退行,使纤维组织更加明显。在少数患者的自然病程中,新生血管逐渐闭塞、萎缩而未发生出血或视网膜脱离,可幸运地保存一些视力;但大多数出现不同程度的并发症,使视力受到损害。在玻璃体内的新生血管破裂出血时,即形成玻璃体积血。如积血不能全吸收,则逐渐形成白色及灰白色机化条索或膜片,收缩对视网膜产生牵拉,可发生牵拉性视网膜脱离(图 3-8～图 3-10)。

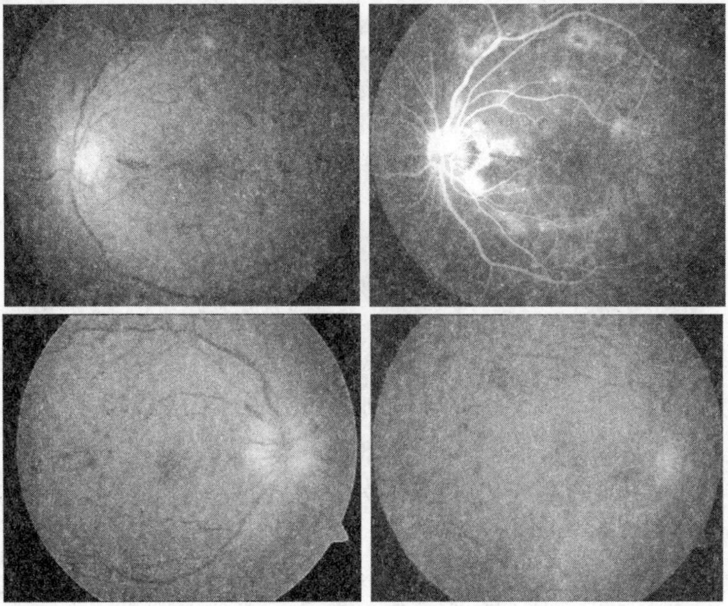

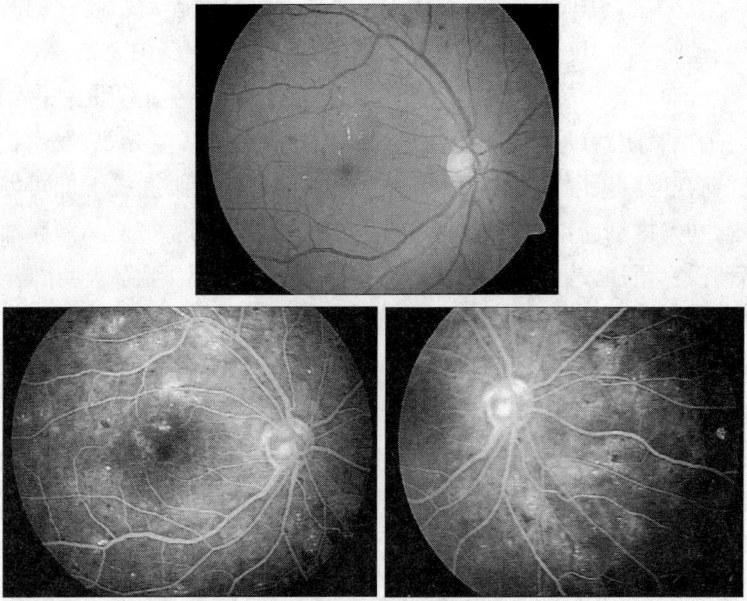

图 3-2 视网膜出血，DR 为多样性

浅层出血：呈“火焰”形，常位于视网膜神经纤维层，故呈斑片状或“火焰”状

深层出血：位于视网膜内核层，故呈“圆点”状或“圆斑”状；浅层和深层出血可同时出现。

FA 呈现遮蔽荧光

（二）特殊检查

1. 眼底荧光血管造影（fundus fluorescein angiography，FFA）

以往认为微血管瘤是诊断糖尿病性视网膜病变的惟一最早征象，但通过眼底荧光血管造影的检查，不仅能充分显示微血管瘤的数量，而且可动态地反映出发生在微血管瘤之前的微血管的器质性改变，即更早期征象：荧光渗漏、毛细血管局限性扩张、毛细血管充盈缺损、瘤样点状荧光。4 种早期改变中荧光渗漏最多，毛细血

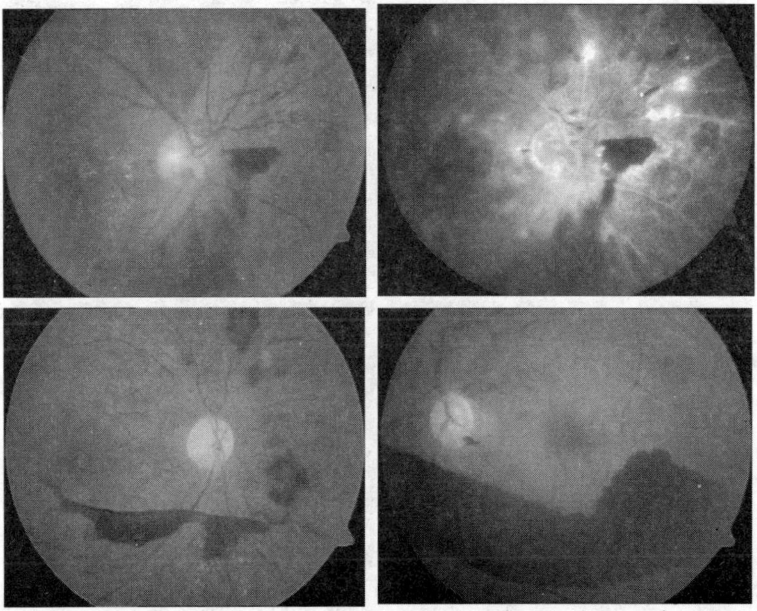

图 3-3　视网膜前出血

为进入 PDR 的征状。多发生在比较重的病例，特别是有新生血管的病例，视网膜前出血表现为“半月”形或“船”形红色出血，常位于后极部。视网膜前出血数量不多，常为 1 个或 2 个。荧光造影呈现遮蔽荧光

管充盈缺损次之。因此我们建议有荧光造影设备的单位在诊断本病型期时，应将荧光造影中所发现的早期征象（荧光渗漏、局限性血管扩张、充盈缺损、瘤样点状荧光）放在单纯性 1 期之内，或称为糖尿病性视网膜病变前期。另外，眼底镜检查有病变的患者做了荧光造影后发现病变比眼底镜所见均有扩大或增多。由此可见，对糖尿病患者进行早期眼底荧光血管造影，可以发现眼底镜下不能窥视的各种微血管损害，以及其范围和程度，并能准确地显示视网膜循环的动态功能，有助于早期发现微血管病变和了解病变的发展过程，特别是追踪多次造影还能更确切地了解病变的进程，为

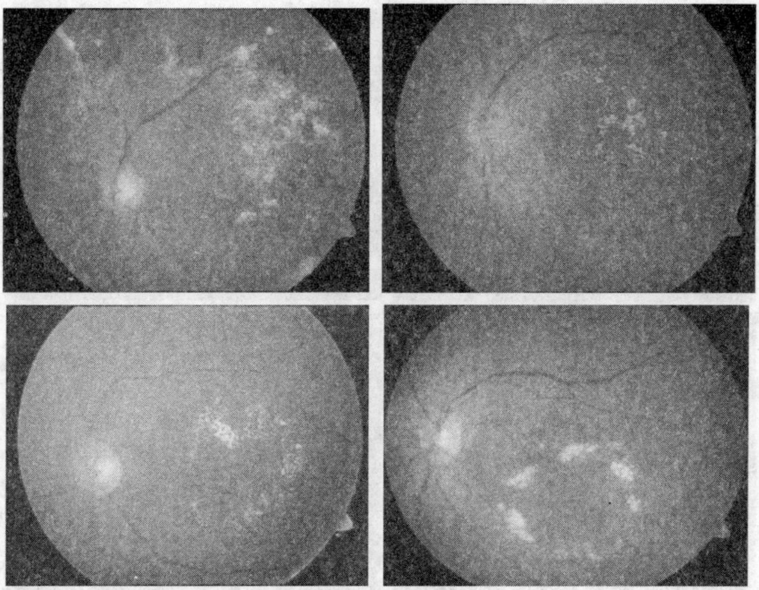

图 3-4 硬性渗出

糖尿病可导致毛细血管周细胞减少和内皮细胞及其基膜受损，导致血视网膜屏障功能破坏。血管内的液体和血浆成分从血管渗漏到其周围的视网膜组织，使视网膜水肿和硬性渗出形成，水肿也可来自微血管瘤特别是成簇的微血管瘤。FA为遮蔽荧光，晚期可染色

适时治疗和预防提供可靠的依据。

2. 光学相干断层扫描(optical coherence tomography，OCT) 目前临床诊断 DR 黄斑病变的常用方法有检眼镜、裂隙灯下前置镜、眼底荧光血管造影(FFA)，前两者的诊断手段有一定的主观和粗糙性，难以实现对黄斑病变的全面评价。眼底荧光血管造影检查能较敏感定性地观察到血管渗漏的存在和程度，但反映不了视网膜厚度及视网膜下积液情况，并有创伤性。其他一些定量诊断方法，如视网膜厚度分析仪(RA)、海德堡视网膜断层扫描仪

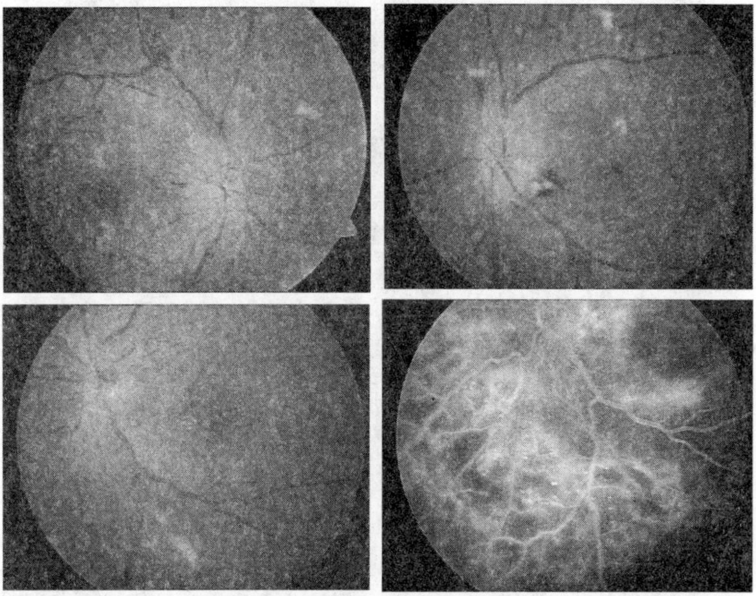

图 3-5 棉絮斑

检眼镜下呈白色羽毛状或棉絮样斑块，大小约 1/5～1/4DD，边界模糊。位于后极部沿血管分布。

机理 棉絮样斑是由于毛细血管和前小动脉闭塞致组织缺氧，视网膜神经纤维轴索肿胀断裂，轴浆流受损，断裂的轴索形成似细胞体排列如棉絮样斑，并不是从血管渗漏出的渗出斑。荧光血管造影在棉絮样斑处表现为毛细血管闭塞，形成局部无灌注区。Kohner 认为，棉絮样斑如果超过 8 个以上而大量形成，则说明有向增殖型发展的危险。根据新的分级棉絮样斑并不表示病变的严重程度，经过数月如果血糖控制良好，棉絮样斑逐渐吸收，但也可存留很长时间不吸收

(HRT)，或误差大，或灵敏性、特异性较 OCT 低，而且不能直观显示黄斑部的解剖层次。当然 OCT 利用光进行检查，明显的屈光介质混浊、视网膜出血、视网膜下积液积聚较多等情况，将对检查结果，尤其是精确的定量测量产生一定的影响。同时 OCT 作为

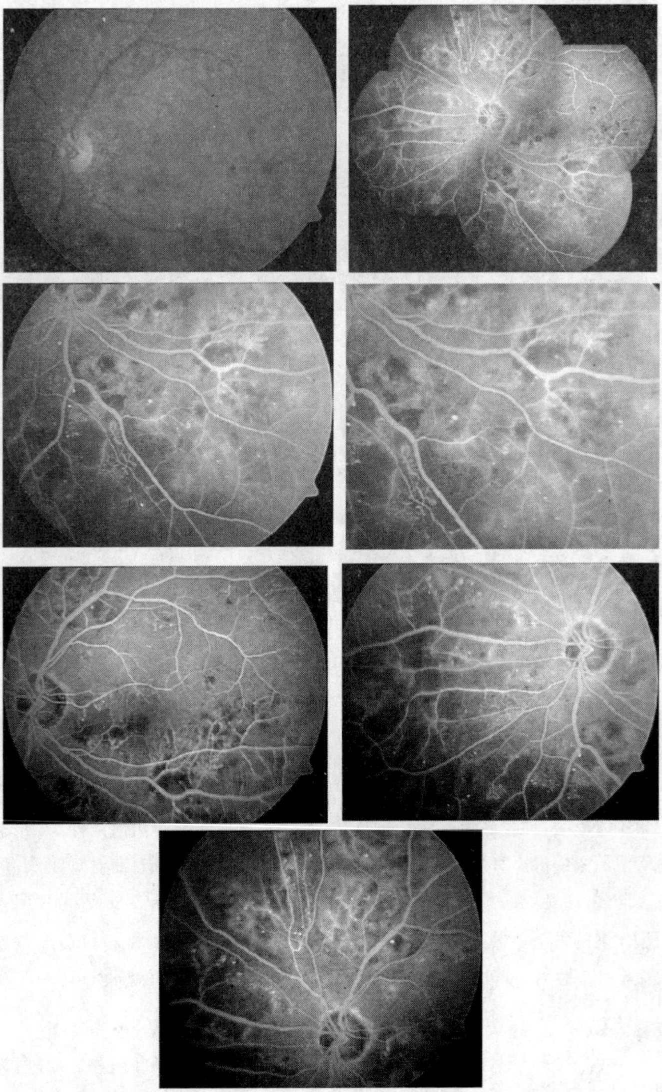

图 3-6 视网膜内微血管异常(intraretinal microvascular abnormality,IRMA)

表现为视网膜内毛细血管扩张迂曲和微血管瘤形成,以及小的无灌注区形成,眼底镜不易发现,做 FFA 可看见 IRMA 比出血和微血管瘤更具有危险性

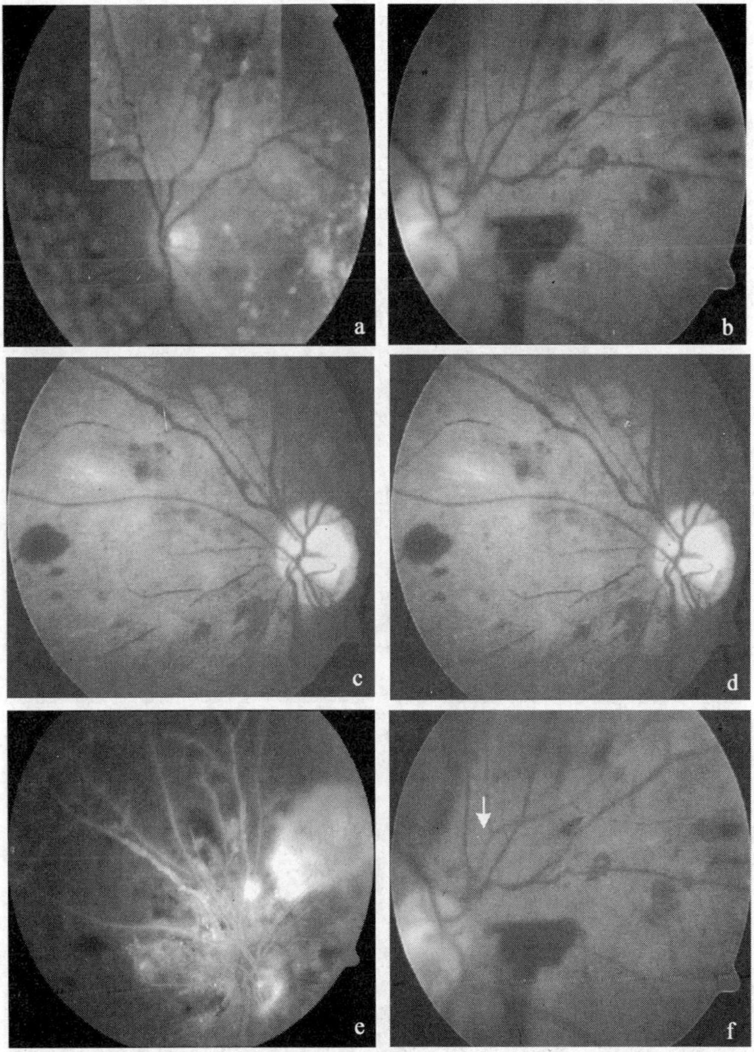
a
b
c
d
e
f

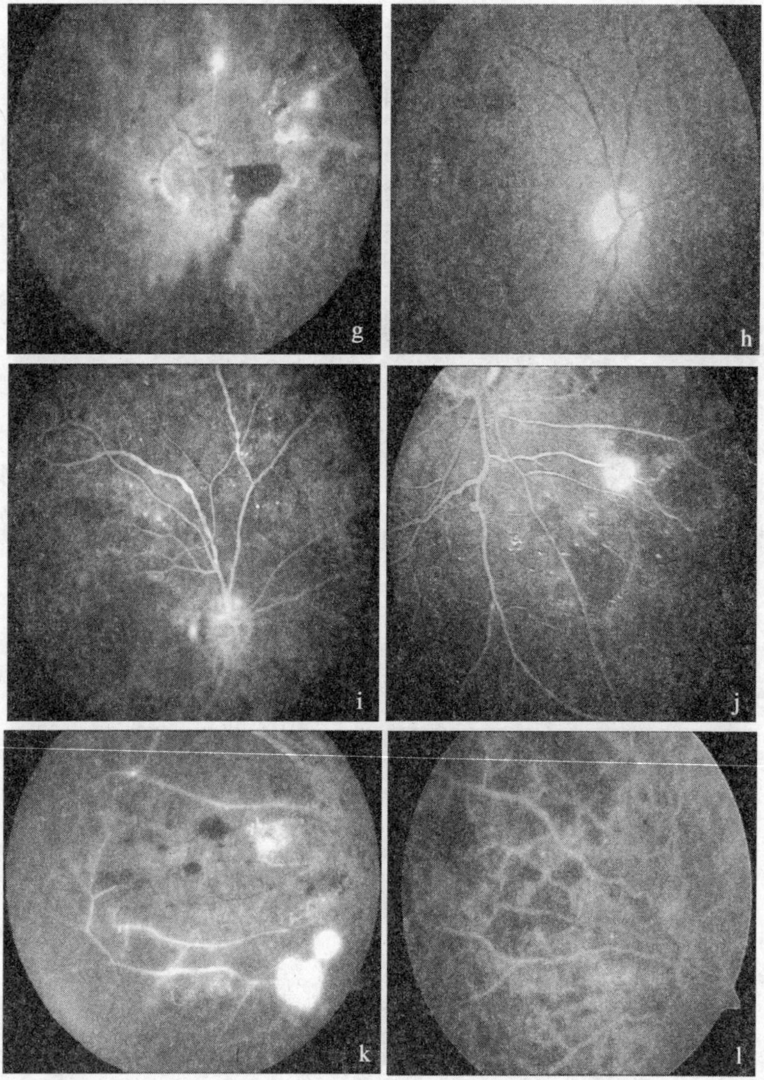
g
h
i
j
k
l

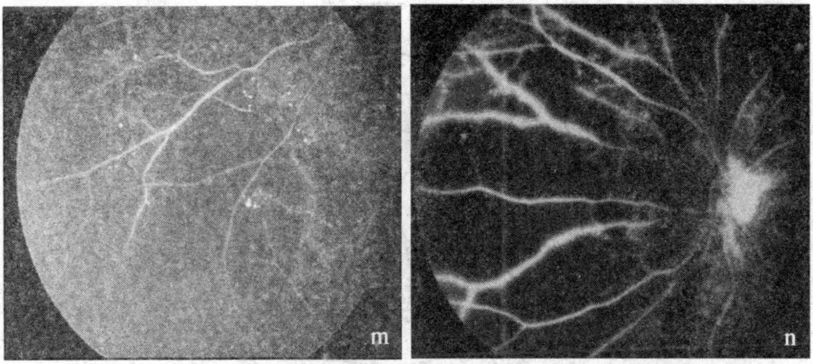

a、b、c 动脉变细；d、e、f、g、h、i、j 静脉改变；k、l、m、n 血管闭塞

图 3-7　血管改变

动脉可变细、静脉充盈，呈串珠样改变（venous beadin，VB），说明病变的严重性，小血管和毛细血管扩张，最后闭塞形成无灌注区

一种检测手段，不可避免有误差。国外研究显示，OCT 在检测视网膜下疾病时误差多见，但是与 DME 的相关性较少。根据 OCT 上黄斑区的特征性表现，可评估 DR、DR 黄斑病变的严重程度，因此 OCT 在 DR 黄斑病变的分级分型上有重要应用价值，有待进一步制定标准；同时，有研究证明，存在玻璃体黄斑牵引可能是玻切手术治疗 DME 的指征之一，因此 OCT 的应用对于 DR 黄斑病变术式的选择有很好指导意义。

二、糖尿病性视网膜病变的诊断

糖尿病性视网膜病变的表现除了伴随的全身症状外，眼部主要的症状就是逐渐进展的无痛性视力下降，轻者视力仅稍微下降，重者严重到只能辨认光线的有或无，而且多数双眼受累，但这些表现并无特异性。医生检查可见眼底有视网膜出血和微血管瘤、硬性或软性渗出（单纯型视网膜病变）；视网膜玻璃体出血、新生血管形成和纤维增殖膜甚至牵拉性视网膜脱离（增殖型视网膜病变）。

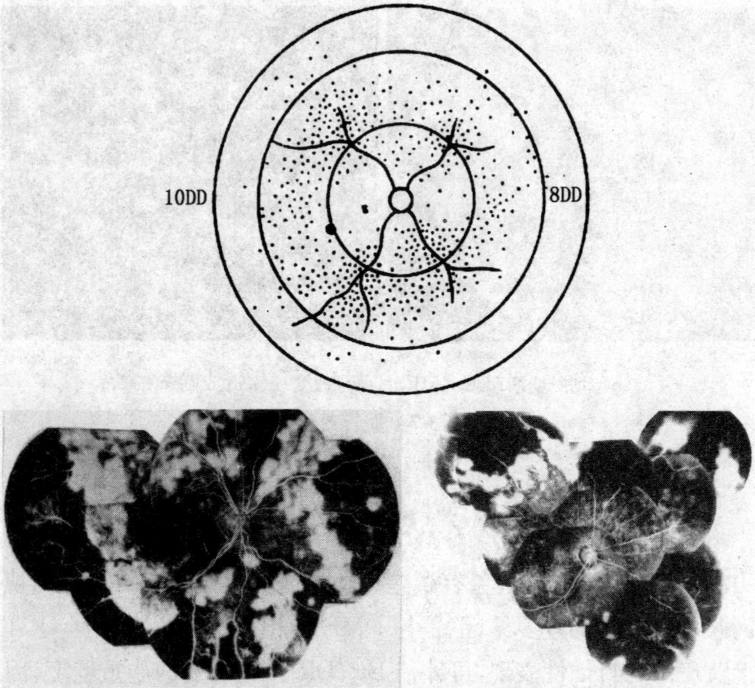

图 3-8　新生血管

视网膜上新生血管分布大多数位于距视盘 3～6DD 的范围。最近者距视盘约 1DD，最远者距视盘 10DD，新生血管以沿着 4 支大血管最多。小的新生血管其最远者距视盘 10DD，其附近常有岛状无灌注区

病程、血压、血糖、血糖化血红蛋白（HbA1c）、胰岛素抵抗（HOMA-IR）和尿微量蛋白与 DR 的发生呈正相关，而且病程、空腹血糖和尿微量蛋白是 PDR 发生的危险因素。PDR 是导致糖尿病患者视力损害的重要原因之一，既往研究证明 DR 的发生和严重程度与病程有关。病程是 PDR 的重要危险因素之一，PDR 的发生是一个长期的病理过程，病程在 5 年以内的患者，发生 PDR 的危险性很低。但应警惕，一些 2 型糖尿病患者的发病确切时间和病

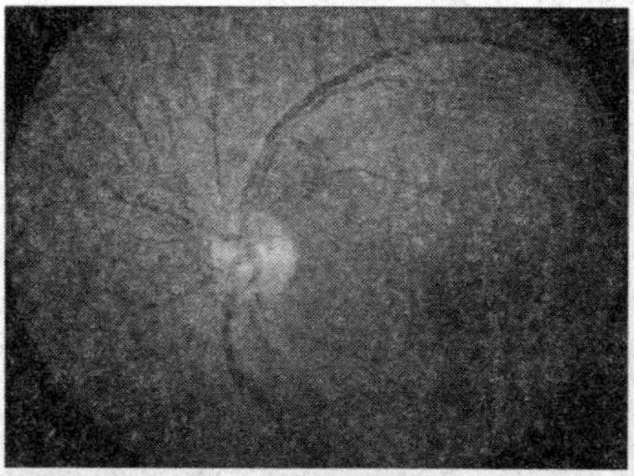
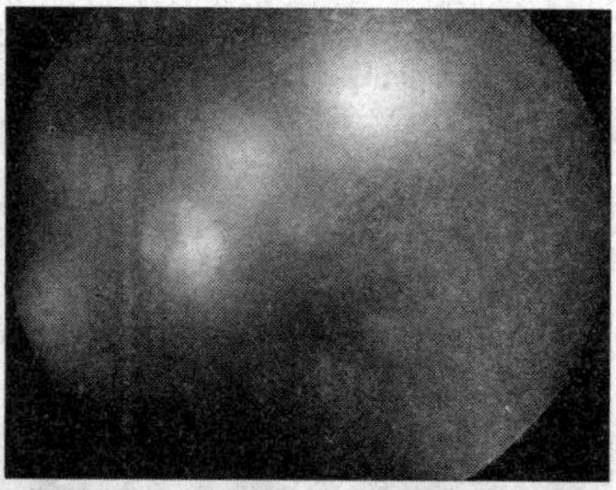
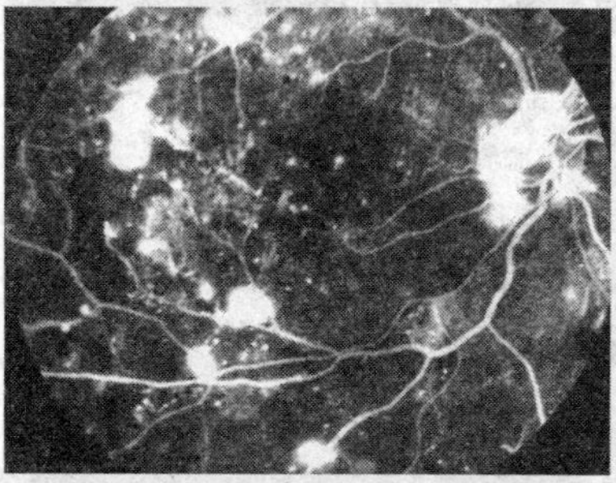
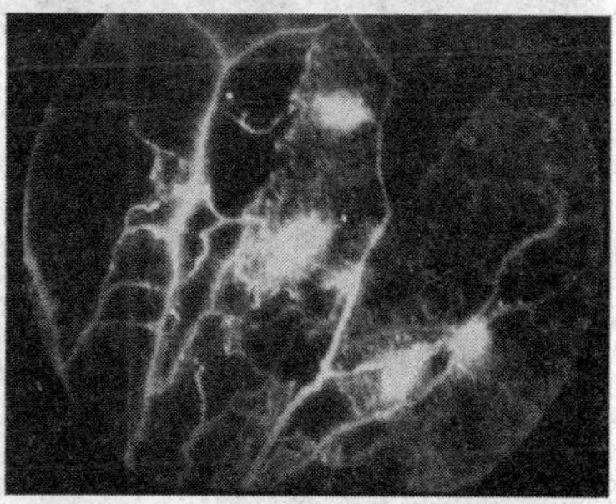
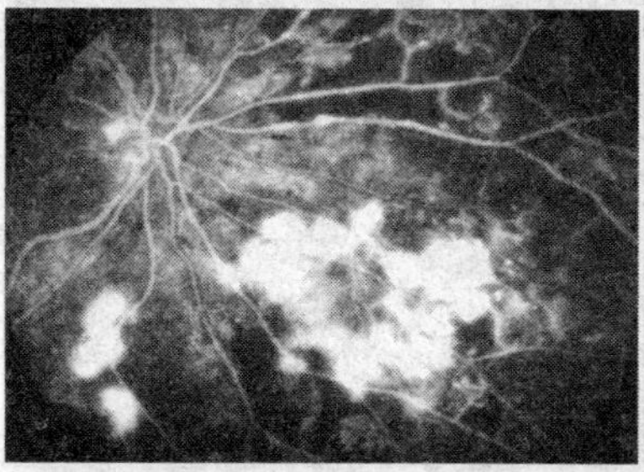
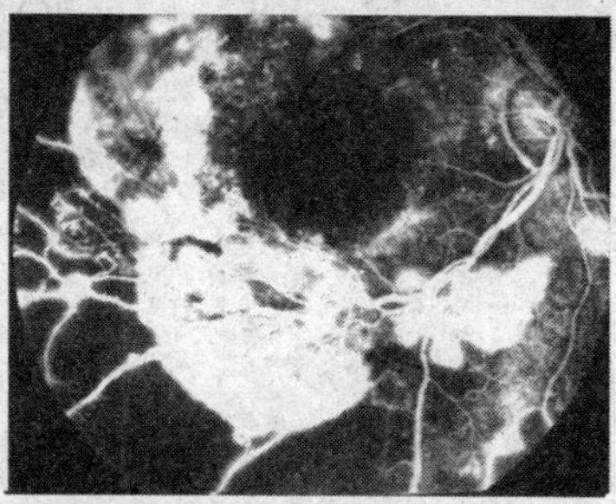
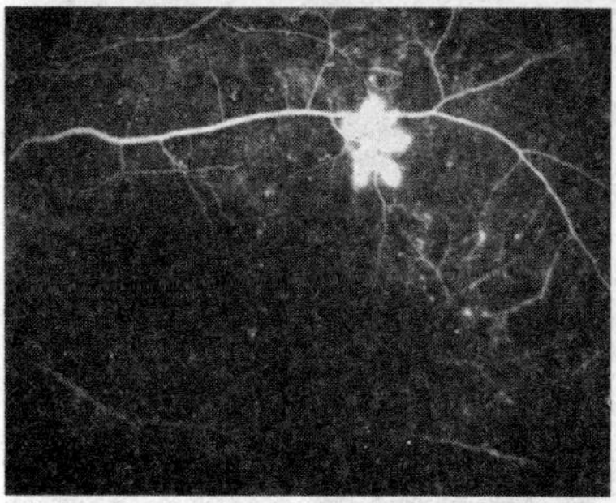
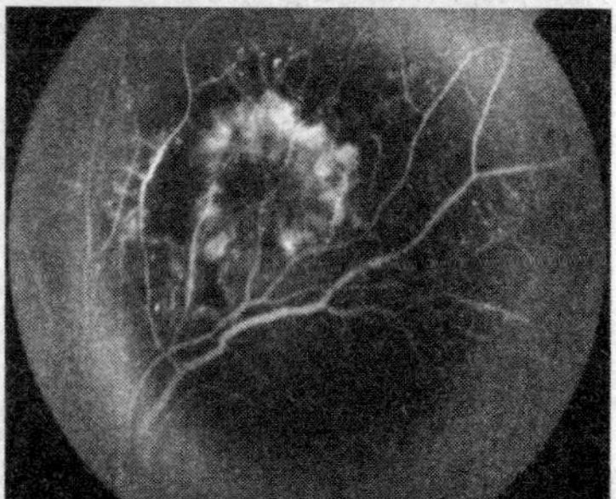

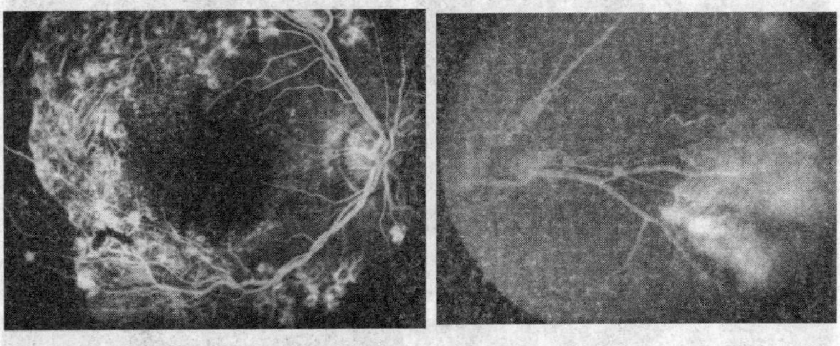

图 3-9 新生血管的形态

小的新生血管芽检眼镜很难发现，做荧光血管造影可见新生血管芽呈现强荧光；晚期荧光素渗漏，大的新生血管，荧光造影早期可呈现海团扇状或车轮状，有的可有供养血管，造影晚期新生血管产生大量荧光素渗漏，甚至可进入玻璃体内，新生血管可单独存在或成簇，可几团或十几团新生血管连成片

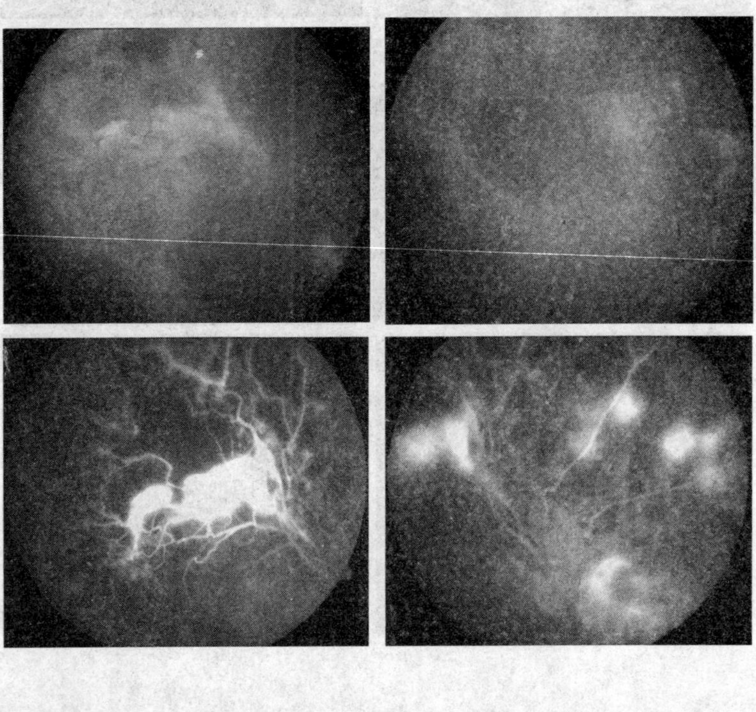

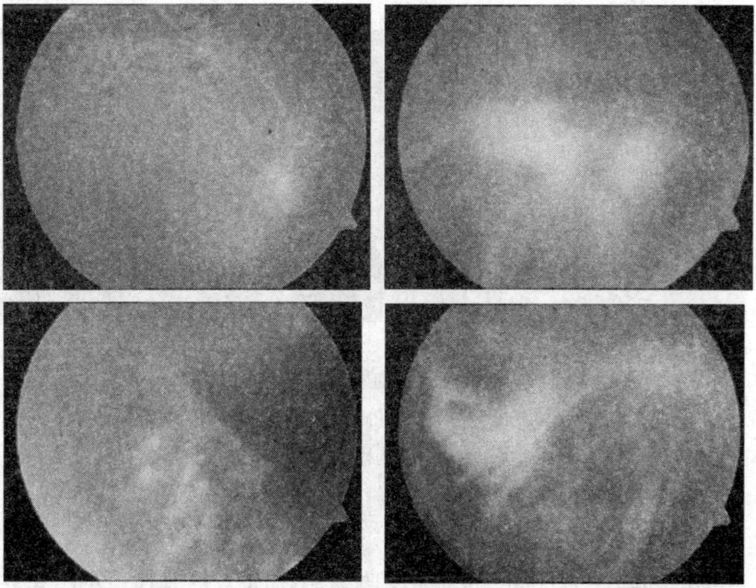

NV 晚期

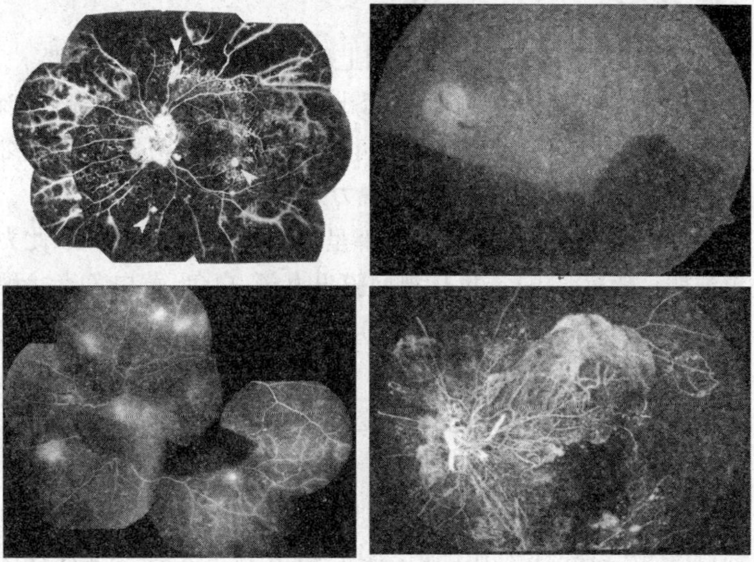

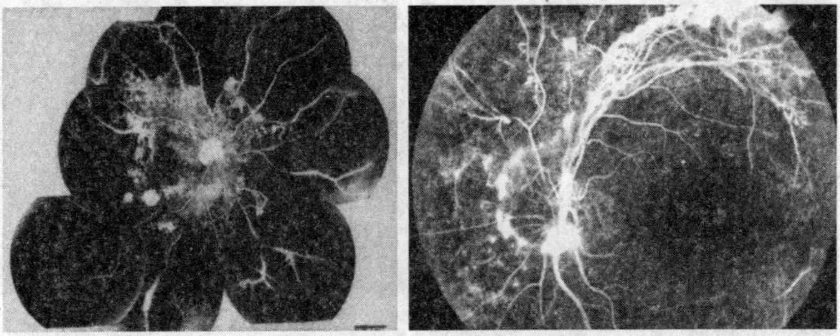

图 3-10 新生血管视网膜前出血

视乳头新生血管的形态和分布 有的新生血管从视乳头表面生长并沿 4 支大血管延伸或长入玻璃体内，新生血管结构稀疏，周细胞发育不完整常导致视网膜前出血或玻璃体出血。晚期新生血管有纤维增殖，则呈现灰白色，可牵拉视网膜脱离

程难以准确评估。DR 的发生与收缩压(SBP)、舒张压(DBP)呈正相关，特别是与 SBP 有显著相关性。

诊断要点

1. 有糖尿病史。一般 5 年以上病史才会出现视网膜病变。

2. 视力减退决定于病变是否出现于黄斑，如位于黄斑，或玻璃体出血，或广泛增殖性视网膜病变，则视力障碍明显；如引起继发性青光眼或视网膜脱离，可使视力完全丧失。

3. 检眼镜下见视网膜后极部呈点状出血和微血管瘤，此为单纯期。随病变进行，可见视网膜出血斑，白色、黄白色点状硬性渗出物；静脉充盈迂曲，呈腊肠状，其旁有许多新生血管，玻璃体出血，可反复发生，此为增殖前期。出血日渐机化，形成结缔组织，视网膜出现增殖性病变，此为增殖期，此期视力严重障碍。

4. 本病须与高血压性眼底出血相鉴别，高血压性眼底出血有高血压病史，视网膜动脉硬化，早期网膜出血呈火焰状，条状浅层出血和棉絮状渗出。动、静脉交叉压迫现象明显，晚期可见视乳头水肿、网膜水肿及渗出。

5. 眼底荧光血管造影早期见荧光素不能灌注的毛细血管闭塞区，多位于后极部，有荧光素渗漏，或有粗大的毛细血管连通小动静脉；增殖的新生血管有显著的荧光素渗漏。晚期可见小动脉分支闭塞，新生血管周围的视网膜毛细血管有广泛闭塞。

糖尿病性视网膜病变(DR)一般根据糖尿病病史、视网膜病变的症状体征，尤其是典型的眼底改变，可做出明确的诊断，通过散孔后采用眼底镜也可做出 DR 的诊断。近年来采用微血管荧光造影技术可发现早期血管瘤。

第三节　鉴别诊断

一、原发性糖尿病鉴别诊断

1. 肢端肥大症　由于生长激素分泌过多拮抗胰岛素作用引起糖代谢紊乱，可出现垂体性糖尿病症群。典型肢端肥大症群有助于诊断。

2. 库欣综合征(皮质醇增多症)　肾上腺皮质激素可促进糖原异生，抑制已糖磷酸激酶及对抗胰岛素，可致糖耐量异常，甚至糖尿病。典型库欣综合征有助于诊断。

3. 嗜铬细胞瘤　因肾上腺素及去甲肾上腺素分泌过多，促进肝糖原分解为葡萄糖，肾上腺素还能促进肝糖原异生而使糖输出增多而致高血糖。

4. 甲状腺功能亢进症　甲状腺激素过多促使肝糖原分解增加，使人体对儿茶酚胺敏感性增加，甲亢时加速全身代谢和消耗热量，葡萄糖利用和氧化增加，肠道对糖类吸收加速引起暂时性高血糖，加重胰岛负担而诱发糖尿病。

5. 胰岛α细胞瘤 分泌过多的胰升血糖素，动员肝糖原，促进肝糖原异生而使血糖升高。

6. 继发性糖尿病 由胰腺炎、胰腺癌、胰大部切除等引起者，应结合病史分析考虑。血色病病员有色素沉着、肝脾肿大、糖尿病和铁代谢紊乱佐证，应注意鉴别，但较少见。其他内分泌病均各有特征，鉴别时可结合病情分析一般无困难。应激性高血糖或妊娠糖尿病应予随访而鉴别，一般于应激消失后2周可以恢复，或于分娩后随访中判明。

二、糖尿病性视网膜病变的鉴别诊断

糖尿病性视网膜病变(DR)应与视网膜静脉阻塞(RVO)、高血压视网膜病变(HTR)和低灌注视网膜病变(HPR)相区别(表3-2，图3-11)。

表3-2 糖尿病性视网膜病变的鉴别诊断

	DR	RVO	HTR	HPR
年龄	任何年龄	中老年	任何年龄	老年
眼别	双眼	单眼	双眼	80%单眼
视力	不同程度下降	不同程度下降	不同程度下降	一过性黑矇
视盘	正常	水肿出血	水肿出血少	正常
视网膜动脉	正常或细	变细或硬化	狭窄，硬化	变细
视网膜静脉	扩张呈串珠状	扩张迂曲如腊肠	交叉处静脉变细或膨大	扩张呈念珠状
微血管瘤	后极部量多	任何部位	少	中周部量少
出血	各种类型出血均有	浅层出血为主	围绕视盘出血较少	少量

续表

	DR	RVO	HTR	HPR
硬性渗出	常见	少见	少见	无
荧光造影				
视网膜荧光充盈	正常	正常	正常	延迟
动静脉循环时间	正常	延长	正常	延长
血管染色	无	有，静脉突出	无	动脉明显
全身症状	血糖增高	常有高血压	血压增高	常有神经系统症状

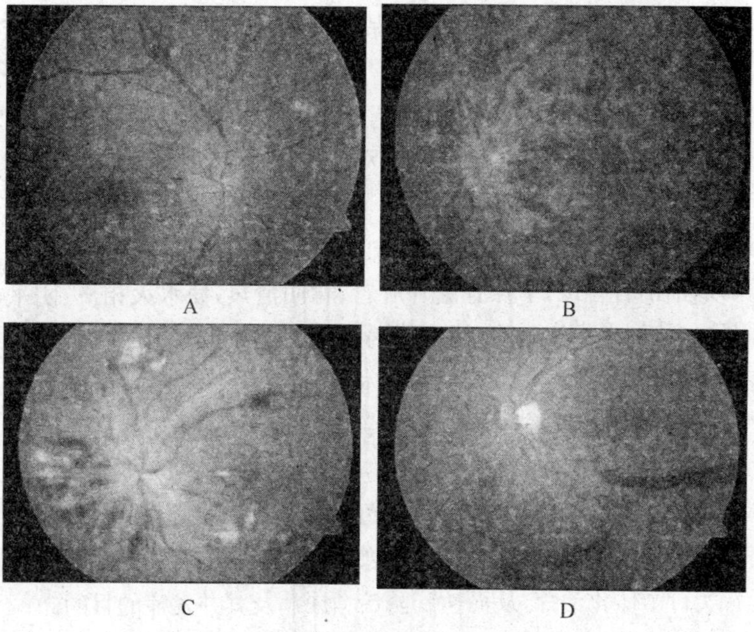

图 3-11　A:DR;B:RVO;C:HTR;D:HPR

第四章　糖尿病性视网膜病变的治疗

糖尿病性视网膜病变的治疗包括全身治疗和眼部局部治疗。全身治疗主要在于控制血糖、控制血压、降低高血脂等。眼部局部治疗则主要采用视网膜激光光凝或玻璃体视网膜手术进行干预，药物对于该病具有一定的治疗效果。视网膜激光光凝能够减少视网膜新生血管形成、防止黄斑水肿和玻璃体出血，并能减少视网膜增殖性病变的发生和发展，从而保护患者的视功能，最大限度地恢复视功能。

及早发现糖尿病性视网膜病变和控制血糖、血压及血脂在该病的治疗中是非常关键的。必须对糖尿病患者进行提示和尽早筛查，以期达到早期发现、早期治疗。中医治疗糖尿病，从脏腑病机论治，认为上焦宜润肺养阴、生津止渴；中焦宜清胃泻火或清胃润燥，以治消谷善饥；下焦宜滋补肝肾、育阴清热，使水火相济、阴平阳秘。从标本虚实论治，认为消渴病以阴虚为本，燥热为标；正虚之中，以肾虚为本，痰湿、血瘀为标；肾虚之中，阴虚为常，火衰为变。从“三消”轻重论治，认为标实证轻，本伤病重，消渴病出现传变(并发症)，病情更重。此时，常需滋阴补肾、益气健脾、化痰逐瘀、活血通络诸法并用，方可取得好的疗效。因此，中医治疗糖尿病，原则上常宜滋补，慎用攻伐及寒凉药物，根据病程长短，因人施治，实行个体化治疗，从而达到防治糖尿病及其并发症的目的。

关于糖尿病的控制标准及判断糖尿病的治疗效果，一般来说，症状好转，体重恢复至标准体重的±5%范围内，劳动力恢复正常，要求化验等指标达到理想控制水平，见表 4-1。

表 4-1 糖尿病控制标准

	理想控制	较好控制	控制差
1. 血浆葡萄糖(真糖法)			
空腹(mmol/L)	<6.0	6.0～7.8	>7.8
餐后 2h(mmol/L)	<8.0	8.0～10.0	>10
2. HbA1c(%)	<7.0	7.0～9.0	>9.0
3. 血脂			
总胆固醇(mmol/L)	<5.2	<6.0	>6.0
HDL-Ch(mmol/L)	>1.1	<1.1	<0.9
甘油三酯(mmol/L)	<1.3	<1.7	>1.7
4. 血压 kPa(mmHg)	<18.7/12.0 (<140/90)	<21.3/12.7 (<160/95)	<21.3/12.7 (>160/95)
5. BMI(kg/m²)	男<25 女<24	男<27 女<26	男>27 女>26

注：国内饮食条件下血胆固醇正常范围 110～200，高限 230mg/dl；血甘油三酯正常范围 20～110，高限 130mg/dl。

从旧单位转化为法定单位：葡萄糖(mg/dl)/18.02，得 mmol/L 数；胆固醇(mg/dl)/38.67，得 mmol/L 数；甘油三酯(mg/dl)/88.54，得 mmol/L 数。

第一节 中医治疗

中医对糖尿病性视网膜病变的治疗，在古典医籍中无专篇论述，在传统医学的古籍医著中，没有糖尿病性视网膜病变的明确记载。中医根据糖尿病性视网膜病变所引起的不同程度的视功能障碍而有不同的称谓，如“暴盲”、“云雾移睛”、“莹星满目”、“视瞻昏渺”等。又因本病具有外无见症、从内而蔽之的特点，故归属于中医学的“内障”眼病范畴。在临床工作中，采用中西医结合的治疗方法，优于单纯西医治疗，主张一旦出现视网膜病变应首先采用中医中药干预治疗。

一、中医治疗的特点

（一）中医重视整体调节、综合治疗

中医把糖尿病叫“消渴病”，它的发生与肾、肝、脾、胃等多个脏腑功能失调息息相关。所以中医强调内治与外治相结合，药物治疗与食疗相结合，运动疗法与非药物疗法相结合。临床和药理研究发现：人参、花蕊石、花粉等可针对糖尿病患者气虚、口渴之病症，大补元气、生津止渴；山萸肉、山药等能补肝肾、益精髓，治疗糖尿病引发的肾病、性功能障碍等并发症；高原神草、海龙、红花等可活血化瘀、全面调节机体功能、改善微循环、增强人体免疫力。中药外治包括药浴、中药外敷等，可改善糖尿病足等临床症状，促进顽固性皮肤溃疡的愈合。

近代医家在大量临床实践及实验研究中充实了因虚致瘀、瘀血内停的病理内容，提出了全身整体辨证与眼局部辨证相结合的辨证方法，尤其是活血化瘀、补肾益气法的运用，取得了一定的疗效。治疗上根据患者眼部表现和全身症状，采用辨证论治，益气、养血、滋阴、温阳灵活施治，特别是应该在辨证论治的基础上，结合化瘀、温通、软坚散结及引经治疗，地龙、水蛭、肉桂、附片、昆布、夏枯草、决明子等药随症加减，不但能够防止失明，还能在一定程度上提高患者视功能。中药的作用机理在于：调节多元醇代谢通路及蛋白激酶 C 活化血管紧张素转换酶系统，抗氧化，改善微循环，降低血黏度，提高 SOD 活性，清除氧自由基等。

（二）个体化治疗同样重要

中医治疗糖尿病，从脏腑病机论治，认为上焦宜润肺养阴、生津止渴；中焦宜清胃泻火或清胃润燥，以治消谷善饥；下焦宜滋补肝肾、育阴清热，使水火相济、阴平阳秘。从标本虚实论治，认为消渴病以阴虚为本，燥热为标；正虚之中，以肾虚为本，痰湿、血瘀为标；肾虚之中，阴虚为常，火衰为变。从“三消”轻重论治，认为标实证轻，本伤病重，消渴病出现传变（并发症），病情更重。此时，常需滋阴补肾、益气健脾、化痰逐瘀、活血通络诸法并用，方可取得好的疗效。因此，中医治疗糖尿病，原则上常宜滋补，慎用攻伐及寒凉药物，根据病程长短，因人施治，实行个体化治疗，从而达到防治糖尿病及其并发症的目的。

个体化治疗是中医治病的又一特色，个体体质不同，病因复杂，患病后临床表现必然有所不同，治疗方法和药物也当有所区别。主张阴虚火旺证，治以滋阴清热；气阴两虚证，治以滋阴补阳；血脉瘀阻，治以活血化瘀。既要重视患者内热阴虚的基本病机，又要重视具体的症状表现。

例如，针对糖尿病血脂紊乱的患者可在处方中选用鸡内金、大黄、槐花、泽泻；血流变异常或微循环障碍的患者可选用丹参、桃仁、红花、赤芍、川芎、当归、土元、益母草、泽泻、三七等。临床上合理地选用以上药物，确实可以提高疗效。但必须强调辨证选药，比如阳虚之体而投之以知母、黄柏之类确非所宜。

二、中医治疗的优势

（一）中药能有效地改善临床症状

本病的中医发病机制在于：气血阴阳亏虚，目窍失养，因虚致瘀，血瘀贯穿病变始终，同时又是诱发和加快本病发展的病理基础。中医药具有活血祛瘀、利水降压、通络开窍、泄浊明目的功效，中药还可以软化血管，恢复血管弹性，避免反复出血。

（二）中药有整体调节、多靶点作用的特点

中药治疗糖尿病及其并发症具有与口服降糖西药完全不同的作用特点。它既不像磺脲类降糖药物那样通过促进胰岛素分泌降低血糖，也不像双胍类通过改善胰岛素利用率降低血糖，同时也不像拜糖平那样抑制小肠糖吸收降低血糖；而是集团攻击，调节脏腑功能，修复胰岛细胞，调节血脂，改善微循环和保护肝肾功能。

（三）中药具备有效防治糖尿病并发症的作用

糖尿病并不可怕，可怕的是并发症。糖尿病性视网膜病变、糖尿病病足、糖尿病肾病等，已成为糖尿病患者死亡、失明、致残的重要原因，但是西医目前没有很好的办法，缺少有效的防治措施，所以要寄希望于中药。研究发现：中药对糖尿病肾病、糖尿病性视网膜病变、糖尿病足等确实具有较好的治疗作用，可防止病情的发展和恶化，保肾护肝。

有些中药不仅可以控制糖尿病所致眼底出血，而且对高血压性、视网膜中央静脉阻塞性，以及外伤性眼底出血皆有疗效。其功效具体表现在以下 3 方面：

(1)尽快吸收已出之血，防止其转化为机化物。

(2)将眼底的陈旧性出血、硬性及软性渗出物、大量的血管瘤、新生血管以及玻璃体内混浊物予以溶解，并转化成二氧化碳和水，通过吸收、代谢，减轻内压。

(3)一方面给予营养物质以滋养，另一方面祛瘀生新，改善和修复受损伤的组织，促其恢复到良好的生理状态，保护受损视网膜，真正达到防止其反复出血的功效，使糖尿病性视网膜病变得到较大程度的缓解和改善。

三、中医治疗糖尿病应扬长避短，选择好适应证

就降糖作用而言，中药绝对没有西药快，但是中药注重整体调控、临床症状的改善以及生活质量的提高，而且降糖平稳，不易反弹。抓住糖尿病及其并发症某个证型或某个时期的主要病机特点，确定治疗原则，开发专方专药研究大有可为，这也是目前的研究方向。

四、辨证论治

糖尿病性视网膜病变共分 6 期：一般认为：前 2 期多采用中药、西药以辅助治疗为主；Ⅲ～Ⅳ期多以激光治疗为主；Ⅴ～Ⅵ期多以手术治疗为主，但晚期患者，预后不良，Ⅵ期以后导致失明，没有任何治疗方法。故必须强调早期诊断与早期治疗。

（一）内治法

中医按视网膜病变分为单纯期、增殖前期，增殖期，分别进行辨证论治。

1. 单纯期　主要眼底改变：视网膜毛细血管瘤出现，浅层小出血点，散在的硬性白斑及局部视网膜轻度水肿。

(1)阴虚燥热型

证见：全身有烦渴多饮，小便频数，或消谷善饥。形体消瘦，便干溲赤。舌质红，苔黄，脉弦数。视网膜病变多为Ⅰ～Ⅱ期。眼底检查：视网膜出血、水肿、渗出。治宜滋阴清热。

治法：养阴清热。

方药：主方二冬汤（张仲景《伤寒论》）加减。

处方：麦冬 15g，天冬 15g，天花粉 20g，知母 10g，黄芩 10g，沙参 20g，葛根 20g，生地黄 20g，山药 15g，甘草 6g。水煎服。

若口渴多饮甚，加石膏、石斛。大便秘结者，加大黄。视网膜血管迂曲明显者，加丹参、茺蔚子。眼底出血者，加白及、旱莲草。

还可选用以下处方：

1)知柏地黄丸(《医宗金鉴》)。

加减：由于糖尿病性视网膜病变眼底最为明显的病变为出血，原方中的熟地性质黏腻，恐碍出血吸收，故以生地易之。

2)玉女煎(生地、知母、麦冬、石膏、牛膝)。

3)增液白虎汤(生地、元参、麦冬、知母、石膏、粳米、甘草)。

4)养阴益气汤(生地、元参、麦冬、天冬、玉竹、知母、生石膏、黄芪、甘草)。

中成药可选用：

1)番石榴叶片，饭前1～2小时服，每次6～12片，每日3次。

2)知柏地黄丸、麦味地黄丸，口服，每次6g，每日2次。

也可试用以下单方验方：

1)天花粉15～20g，山药、葛根各20g，玉竹、楮实子、生地黄、白芍、丹参、山茱萸、荞麦叶各15g，炒大黄6g。(余杨桂验方)

2)降糖明目胶囊，每次4粒，每日3次，1个月为1个疗程，连续2个月。(秦裕辉．中国中医眼科杂志，1995.3)

(2)肾阴亏虚型

证见：口干乏力，腰膝酸软，舌淡黯、苔白或少苔，眼底见视网膜出血，渗出、水肿或机化。

治法：滋阴补肾。

方药：主方用增液汤合六味地黄汤。

处方：生地30g，元参10g，麦冬10g，山药15g，泽泻10g，茯苓10g，山萸肉10g，丹皮10g。水煎服。

还可选用以下处方：六味地黄汤加女贞子、旱莲草、知母、黄柏。

中成药可选用石斛夜光丸、明目地黄丸、杞菊地黄丸等也有一定疗效。

(3)气阴两虚型

证见:神疲乏力,消渴多饮,气短懒言,多汗,咽干,口燥。大便干燥与稀溏交替出现,五心烦热,舌淡或有齿印,少苔,脉细无力或细数。视网膜病变多为Ⅱ～Ⅳ期。

治法:益气生津,滋阴补肾。

方药:主方生脉散(《李杲《内外伤辨惑论》)合六味地黄汤(钱乙《小儿药证直诀》)加减。

处方:太子参 20g,麦冬 15g,五味子 10g,熟地黄 20g,山药 15g,牡丹皮 10g,泽泻 10g,黄芪 20g,天花粉 15g,山茱萸 15g。水煎服。

若潮热、盗汗者,加糯稻根、知母、黄柏;失眠者,加女贞子、旱莲草;网膜水肿、渗出者,加鸡内金、炒山楂、浙贝母;四肢不温,小便清长者,加制附子、桂枝。

也可选用驻景丸加减方(《中医眼科六经法要》)加味。楮实子 20g,菟丝子 18g,枸杞子 12g,茺蔚子 15g,车前子 12g,木瓜 6g,寒水石 9g,紫河车粉 5g,五味子 6g,三七粉 2g。

加减:由于原方中的寒水石、河车粉性滞,木瓜、五味子酸收,有碍出血、渗出物的吸收,故去之,加黄芪、白术益气生津之品。大便干燥者,加火麻仁、肉苁蓉。

(4)阴阳两虚型

证见:畏寒肢冷,神疲乏力,面足水肿,夜尿频多,咽干口燥,心烦,舌质淡,脉沉细无力。视网膜病变多为增殖期。

治法:滋养肝肾,温阳益气。

方药:驻景丸加减方(《中医眼科六经法要》)加味。

处方:楮实子 20g,菟丝子 18g,枸杞子 12g,茺蔚子 15g,车前子 12g,木瓜 6g,寒水石 9g,紫河车粉 5g,五味子 6g,三七粉 2g。

分析:方中菟丝子、楮实子、枸杞子既滋肾阴,亦补肾阳,益精明目而养肝;茺蔚子补肝肾,通血脉,养阴明目;三七粉活血而通利血脉;五味子益气生津,补虚明目;紫河车补益肝肾,填精补髓;寒冰石以抑紫河车之温性;用木瓜舒筋活络,通利玄府;车前子利水清热除湿,使补而不滞。合之共奏滋阴补肾之功。

加减:在上方基础上加巴戟天、淫羊霍、肉苁蓉等性质较为柔润之品,以补肾助阳,寓温阳于滋阴之中,使阴得阳助而泉源不竭。

(5)痰瘀阻滞型

证见:形体丰腴,头身沉重,身体某部位固定刺痛,口唇或肢端紫黯,舌紫有瘀斑,苔厚腻,脉弦涩或弦滑。

治法:健脾燥湿,化痰祛瘀。

方药:温胆汤(《千金方》)。

处方:半夏 9g,陈皮 6g,茯苓 15g,枳实 10g,竹茹 10g,甘草 5g。

分析:方中法夏燥湿化痰;陈皮理气而祛痰湿;竹茹、枳实、茯苓清热化痰,行气消积滞而明目;甘草调和诸药。合之共奏清热祛痰,理气通络之功。

加减:用本方时常加丹参、郁金,以祛痰解郁、活血养血。

以上各证在整体辨证用药的基础上,还应根据眼底病变情况,加用以下各组药物。

①眼底有新鲜出血或新鲜玻璃体积血者(出血在 10 天以内),加用熟蒲黄 10g、旱莲草 10g、丹皮 12g、仙鹤草 10g。

②眼底出血黯红,或伴见渗出物者,加用丹参 30g、赤芍 15g、郁金 15g、怀牛膝 12g。

③眼底见机化物、新生血管或陈旧性玻璃体积血(出血在 4 周以上)者,加用丹参 30g、淮牛膝 15g、穿山甲 10g、浙贝 10g、昆布 15g、海藻 15g。

④缺血型黄斑病变者,加用地龙 10g、穿山甲 10g、丹参 30g、石菖蒲 6g、生黄芪 20g。

⑤若视网膜水肿严重者,则在以上用药的基础上,再加茯苓

20g、苡仁 30g 健脾利水。

⑥对于视网膜出血者可服用云南白药；对于眼底出血久不吸收者，采用静脉滴注丹参注射液有一定疗效。

2. 增殖前期

血络瘀阻型

证见：单纯期因血糖长期控制不良或本身失治，本病日久，热灼营血，血瘀目络，眼底见视网膜出血、久不吸收，甚则玻璃体出血，毛细血管瘤增多，软性白斑增多或反复出现，网膜水肿明显，静脉粗细不均。视力障碍，舌紫黯或有瘀斑瘀点。治宜凉血活血。

治法：养阴清热，止血活血。

方药：主方十灰散（葛可久《十药神书》）合二至丸（汪昂《医方集解》）加减。

处方：旱莲草 20g，女贞子 15g，大蓟 10g，小蓟 10g，荷叶炭 10g，侧柏叶 15g，白茅根 15g，炒大黄 10g，牡丹皮 15g，山药 15g，黄芪 20g。水煎服。

若网膜出血初起，血色鲜红，加仙鹤草、白及、三七末（冲）。出血日久不吸收者，加红花、桃仁、丹参；网膜渗出反复出现者，加浙贝母、山楂、鸡内金、法半夏、苍术；网膜水肿明显者，加泽泻、薏苡仁；神疲乏力者，加党参、白术。

也可选用犀角地黄汤加味（犀角或用水牛角代替、生地、白芍、丹皮、丹参、麦冬、元参、三七粉、茜草根）。

3. 增殖期

气阴两虚，痰瘀互结型

证见：除具有气阴两虚型的全身症状外，视网膜出现新生血管，网膜及玻璃体反复出血和渗出。逐渐形成机化增殖，甚至出现视网膜脱离。视力严重障碍，甚至失明。

治法：养阴扶正，祛瘀散结。

方药：主方四物汤（陈师文等《太平惠民和剂局方》）加味。

处方：生地黄 15g，当归 10g，川芎 6g，赤芍 15g，丹参 15g，茺蔚子 15g，黄芪 30g，鸡内金 10g，山药 20g，浙贝母 15g，昆布 10g，海藻 10g。水煎服。

若视网膜机化增殖严重者，酌加牡蛎、玄参、海蛤粉；视网膜及玻璃体陈旧瘀血久不消退者，加重活血药用量；颜面、下肢浮肿者，加玉米须、茯苓；腰膝酸软、阳痿早泄者，加杜仲、金樱子、熟附子。

也可选用以下中成药：

①血栓通胶囊，口服，每次 2 粒，每日 3 次。

②川芎嗪片，口服，每次 100mg，每日 3 次。

③以上药物注射液肌肉注射或静脉滴注。

④选服杞菊地黄丸、石斛夜光丸、补中益气丸、肾气丸。

单方验方（余杨桂验方）也可一试：

处方：①黄芪、珍珠母、鳖甲、生牡蛎各 30g，山药 25g，海蛤粉、昆布、海藻各 15g，苍术、川芎、浙贝母各 12g，红花 10g。

②枸杞子 18g，玉米须 30g，蚕豆花 15g，水煎，每日 2 次分服。

③枸杞子 18g，山药 20g，荠菜花 15g，水煎，每日 2 次分服。

4. 糖尿病性视网膜病变各期可通用的经验方

降糖愈目汤：黄芪 15g，天花粉 15g，玉竹 30g，茯苓 15g，生地 20g，生石膏 30g，赤芍 15g，竹叶 10g，麦冬 15g，当归 10g，丹参 15g，茜草 12g，小蓟 30g。用矿泉水浸泡药 60～90 分钟后（文火煎熬 30 分钟）得药液 200ml，分 2 次口服。

对于本病，认为气阴亏损为本，血瘀是标。致瘀原因，或为阴津亏虚，血流不足，滞而为瘀；或为阴虚火旺，煎熬血液而致瘀；或是阴血不足，缺乏生化之源，气不足则推动血运无力而致瘀。对于本病的论治，以活血化瘀、益气养阴、滋补肝肾为主，尤其是活血非常重要，养阴生津亦不可少。本方主治糖尿病性视网膜病变证属肺胃燥热者，症见视物昏花、心渴欲饮，或口舌干燥、消谷善饥、烦躁失眠、脉滑数。方中黄芪、茯苓健脾益气；天花粉、生地、石膏、玉竹、赤芍、竹叶、麦冬清热养阴，生津止咳；生地、赤芍、小蓟凉血止血；当归、茜草活血化瘀；诸药配合既能止血，又可养血活血，促进出血吸收。现代药理研究，黄芪、玉竹、生地等，对降低血糖有一定的作用。

5. 糖尿病性视网膜病变各期的中成药使用原则　合理应用中药在任何一个阶段都是有帮助的。临床上治疗糖尿病或糖尿病性视网膜病变的中成药种类繁多达数十种，面对不同部位的并发症、不同阶段的眼底改变、不同的临床症候，该如何选择用药呢?

眼科一般多用两类药物。第一类　活血化瘀药：包括丹七片、复方丹参滴丸、参芍片、活血通脉片、血府逐瘀片、银杏叶片、通心络胶囊等；第二类　滋补肝肾药：包括六味地黄丸、杞菊地黄丸、麦味地黄丸、知柏地黄丸、明目地黄丸、金匮肾气丸、左归丸等。在临床上第一类药多选用复方丹参滴丸或丹七片，这类药物成分单一、作用明确，并做过复方丹参滴丸治疗早期 DR 的临床观察，其可以促进微血管瘤、渗出和出血的再吸收。第二类药物常选用明目地黄丸，因为方中加入了养肝明目、活血化瘀之品，用这类药物一举两得，既可以滋补肝肾，又可以活血化瘀。因此，对早期眼底出血、微血管瘤，可以根据胃热血瘀、阴虚血瘀等采用清热活血、滋阴活血、益气活血和活血止血等方法。复方丹参滴丸与明目地黄丸合用，可以延缓病情向增殖期过渡。但并不是千篇一律都这么用，要根据患者的不同症状设计个性化的治疗方案，如滋补肝肾可以六味地黄丸为基础用药，有支气管系统疾病者可选用麦味地黄丸；1 型或 50 岁以下或病程较短者，可选择知柏地黄丸；老年男性、瘦弱阳虚患者，可选择金匮肾气丸等。当出现硬性渗出、棉絮斑、视网膜水肿时，可以加服参苓白术散或五苓散，以健脾利湿、消除水肿；当眼底出现新生血管、大片毛细血管非灌注区、增殖性视网膜病变时，要先接受激光治疗，与此同时，仍然坚持服用复方丹参滴丸和六味地黄丸类药物，可以减轻视网膜和黄斑水肿的发生，提高视力。对于边远地区没有激光仪器，不能接受激光治疗的患者，要在重用补气药、补阴药的基础上，适量使用活血化瘀药物，常用方剂有白虎加人参汤合四物汤、血府逐瘀汤、桃红四物汤等，同时配合大黄䗪虫丸服用，其对于改善视网膜缺氧状态、活血破瘀有一定帮助。

当糖尿病性视网膜病变发展至晚期时，眼底大量新生血管生长已形成纤维膜，手术也无法奏效时，避免大剂量使用破瘀药、活血药和止血药，以防玻璃体反复出血。此时可以在重用补气药、补阴药的基础上，微量长期使用活血化瘀药，对于稳定视功能、改善全身症状、提高生活质量是十分有利的。如重用黄芪、人参等益气，微量使用三七粉或复方丹参滴丸均可。

许多医家推荐递法明片，认为递法明片在糖尿病性视网膜病变的治疗过程中具有较好的作用。

递法明片为欧洲越橘果提取物，主要成分是花青苷，由于花青苷独特的药代动力学，它在体内摄入 1 小时后就分布在全身毛细血管，而清除率较慢。由于长时间、高浓度的灌注作用，对纠正微循环障碍，特别是视网膜障碍是有利的。

总结递法明片具有以下独特的作用：

(1)通过稳定毛细血管胶原纤维网增强毛细血管的抗性，维护血管的正常通透性，改善微循环，调节微血管的血流量。

(2)具有非常强的抗氧化作用，抑制氧自由基对毛细血管的损害。

(3)加速视紫红质的再生速率，改善(夜)视力，减轻目眩，提高暗适应。

服用方法：每次 2 片，每日 3 次，餐后服用。每月服用 20 天，连用 3 个月；3 个月后改为每次 1 片，每日 3 次，连用 2 个月；5 个月后改为每次 1 片，每日 2 次，连用 1 个月。

以下中成药亦为医家所经常选用：

(1)和血明目片,每次 5 片,每日 3 次。

(2)止血祛瘀明目片,每次 5 片,每日 3 次。

(3)三七片,每次 3 片,每日 3 次。

(4)致康胶囊,每次 3 粒,每日 3 次。

(5)云南白药,每日 3 次,每次 2g。

(6)消渴丸,每次 8 粒,每日 3 次。

(7)降糖胶囊,每次 3 粒,每日 3 次。

(8)玉泉丸,每次 9g,每日 3 次。

(二)外治法

选用丹参、川芎、红花、血栓通等注射液做电离子导入。本法仅适用增殖前期和增殖期,有新生出血者慎用。

(三)气功疗法

气功可以增强新陈代谢,调整机体内分泌系统的功能,具有疏通经络、调节气血、平衡阴阳的作用。对糖尿病性视网膜病变具有一定的辅助治疗作用。

常用功法:松静功、宣导功。

(四)药膳疗法

糖尿病性视网膜病变多以阴虚为本,故饮食的选择宜寒凉滋润之品。忌食辛辣炙煿、火气过重之品,如蒜苗、辣椒、姜、胡椒、油炸食品,以防燥热助火伤津。

(1)白果、荸荠及梨等,甘寒润肺,宜于本病。

(2)山药、茯苓及扁豆等,健脾除湿,宜于本病出现视网膜水肿者。

(3)丝瓜、冬瓜、芹菜及海带等,清凉泻火滋阴,宜于本病烦热兼视网膜水肿、玻璃体混浊者。

药膳举例：

(1)玉米须瘦肉汤：玉米须30g，猪瘦肉100g，煮汤，以食盐调味。

(2)八宝粥：芡实、山药、茯苓、莲子、薏苡仁、扁豆、玉竹、黄芪各15g，粳米60g，煮粥，加入适量食盐调味。

(3)蚌肉苦瓜汤：苦瓜250g，蚌肉60g，煮汤。

(4)杞子怀山粥：枸杞子10g，山药、薏苡仁各20g，粳米60g，煮粥常服。

(五)针刺疗法

主穴：肺俞、脾俞、肾俞、太溪、足三里。配穴：多食易饥、便秘者，加胃俞、丰隆；多饮烦渴者，加承浆、少商；多尿、腰痛、耳鸣者，加关元、复溜；神疲乏力、少气懒言者，加三阴交、阴陵泉；眼底陈旧出血、视力模糊者，加睛明、光明、球后。手法取平补平泻法。

(六)各家治疗糖尿病性视网膜病变经验综述

1. 分型论治 运用中医辨证的方法对DR进行分型治疗。

张懿先分5型治疗DR 48例：①阴虚胃热型，治宜滋阴养胃、清热润燥，方用玉女煎加减；②肝肾阴虚型，治宜滋补肝肾，方用杞菊地黄汤加减；③肺肾阴虚型，治宜滋阴清热、益气生津，方用增液汤合芍药甘草汤加减；④阴虚火旺型，治宜滋阴降火，方用知柏地黄汤加减；⑤阴损及阳型，治宜补肾温阳，方用金匮肾气丸加减。治疗后视力明显改善，较治疗前有显著性差异，总有效率达86.08%。（张懿先．辨证治疗糖尿病性视网膜病变48例临床观察．湖南中医药导报，2003，9(9)：30～31）

王重农等辨证分为4型：①肝肾阴虚型，治宜滋补肝肾，益精明目，药用生地黄、熟地黄、山药、牡丹皮、茯苓、泽泻、山茱萸等；②气阴两虚型，治宜益气养阴，生津明目，药用黄芪、党参、太子参、沙参、白术、升麻、陈皮、黄精、葛根、天花粉、山药、天门冬、麦门冬等；③血瘀型，治宜活血化瘀，通经明目，药用川芎、当归、赤芍药、白芍药、丹参、桃仁、红花、泽泻、益母草、鸡血藤、牡丹皮、何首乌等；④痰湿型，治宜化痰去湿，散结明目，药用白术、苍术、茯苓、鸡内金、桔梗、泽泻、牛膝、山药、土贝母、决明子等。共治疗32例，治愈率为28.1%，有效率为93.7%。（王重农，赵京伟．中医辨证施治糖尿病性视网膜病变32例．中华实用中西医杂志，2004，17(15)：2317～2318）

刘红娣主张将DR分为3型：①阴虚火旺型，治宜滋阴降火，清热润燥，方选知柏地黄汤合增液白虎汤加减；②气阴两虚型，治宜益气养阴，方选生脉六味地黄汤加减；③脾肾两虚型，治宜脾肾双补，方选归芍六味地黄汤合香砂六君子汤加减。经临床应用，亦取得了较好的疗效。（刘红娣．辨证治疗糖尿病性视网膜病变30例临床观察．山东中医杂志，2005，24(9)：538～539）

2. 以法论治　依据DR的病因病机予特定的治法来治疗，多以活血化瘀为法。

任少兰在西药降糖的基础上，以活血化瘀法为主，药用生地黄、赤芍药、当归、桃仁、红花、丹参、益母草、谷精草、密蒙花，随症加减治疗，总有效率为86.7%，研究还显示活血化瘀法能降低血液黏稠度，改善微循环，从而改善视网膜的高凝状态，减少渗出，保护视网膜。（任少兰．活血化瘀治疗糖尿病性视网膜病变的疗效观察．辽宁中医杂志，2003，30(6)：478）

李有田等以活血化瘀、通络明目法为主治疗，药用丹参、谷精草、密蒙花、刺蒺藜、菊花、决明子、夏枯草，结果治疗组总有效率达87.1%，疗效优于对照组($P<0.05$)。（李有田，高影，齐柏，等．活血化瘀、通络明目法治疗糖尿病性视网膜病变的临床观察．吉林中医药，2005，25(12)：18～19）

陈亚琴运用益气养阴活血法治疗单纯型DR患者36例。基本方：黄精、川芎、葛根、黄芪、山药、天门冬、麦门冬、枸杞子、丹参，随证加减，同时加服血塞通片。研究表明治疗组的视力得以改善，眼底微血管瘤和出血斑数明显减少，疗效优于对照组（$P<0.05$ 或 $P<0.01$），提示益气养阴活血中药，能有效地改善视网膜组织的缺血缺氧状态。（陈亚琴．益气养阴活血法治疗单纯型糖尿病性视网膜病变．中国中医药信息杂志，2006，13(4)：66～67)

谷启全以化痰祛瘀法为主治疗 DR 32 例，其中对热入血分、脉络受损、迫血妄行者，采用凉血止血、渗湿祛痰法，方选清营汤与蒲黄汤加减；属肝郁气滞、湿热瘀阻脉络者，用疏肝理气、活血化瘀法，方选逍遥散与祛瘀汤加减；属痰瘀互结者，予活血化瘀、祛痰散结明目法，方选血府逐瘀汤与加减驻景丸加味。总有效率达86.95%。（谷启全．化痰祛瘀法治疗糖尿病眼底病变疗效观察．山东中医杂志，2006，25(4)：252～253)

3. 专方论治 以特定的方剂治疗进行研究，选用药物多偏重养阴生津、补益肝肾、活血化瘀等。

徐新荣等用二至明目胶囊（女贞子、墨旱莲、山茱萸、山药、牡丹皮、葛根、土茯苓、三七、泽泻等）治疗单纯型 DR 患者 31 例，研究显示二至明目胶囊能显著提高单纯型 DR 患眼的视力，改善视网膜功能，使视网膜微血管瘤减少、出血吸收和血管渗漏减轻，总有效率达到 91.9%。（徐新荣，王育良，章淑华，等．二至明目胶囊治疗单纯型糖尿病性视网膜病变的临床研究．南京中医药大学学报，2003，19(2)：81～83)

柯向梅等在饮食控制及西药有效控制血糖的基础上，予复明散（天花粉、山茱萸、鬼箭羽、红花、密蒙花、桑叶、菊花、蝉蜕、木贼）治疗本病 60 例，并与 40 例明目地黄丸组对照，观察症状、体征、眼底及视力改善情况，结果治疗组总有效率达 61.26%，对照组为 29.33%，2 组比较具有显著性差异（$P<0.01$）。（柯向梅，张彦铃．复明散治疗糖尿病性视网膜病变 60 例疗效观察．甘肃中医学院

学报，2006，23(1)：28～30)

邓海先等运用宁血益明丸(人参、牡丹皮、当归、枸杞子、茜草、桑叶、三七等)治疗DR患者68例，并以西药导升明为对照组，观察其远期疗效，结果提示宁血益明丸能明显改善患者视力，提升高密度脂蛋白水平，降低总胆固醇、甘油三酯及血液黏稠度，近期疗效、远期疗效均显著优于对照组($P<0.05$)，且疗效稳定。(邓海先，裴现省，邓想民，等．宁血益明丸治疗糖尿病性视网膜病变远期疗效分析．中成药，2003，25(3)：209～212)

李雪梅等用五参明目胶囊(人参、西洋参、辽沙参、玄参、丹参、黄芪、白术、苍术、水蛭、浙贝母、昆布、葛根、三七粉)治疗DR，并与对照组(复方丹参片合导升明胶囊)比较，2组各25例。结果表明，五参明目胶囊能显著改善患者全身症状，提高视力，抑制一氧化氮含量的下降($P<0.05$)，尤其对气阴两虚、痰瘀互结型DR有良好的疗效。(李雪梅，于杰．五参明目胶囊对糖尿病性视网膜病变患者视力及NO影响的研究．河南中医，2005，25(9)：27～28)

4. 单方治疗　将一些单味中药或其有效成分应用于临床治疗。

唐犀麟等予球后注射莪术注射液治疗DR 50例，结果出血吸收时间、视力及血液流变学指标的改善，较丹参注射液对照组均有显著差异，总有效率达92.39%，说明球后注射莪术注射液具有止血、活血、散瘀的功效，可使眼底出血快速吸收。(唐犀麟，杨凤奇．莪术注射液治疗糖尿病性视网膜病变50例疗效观察．现代中医药，2005，(1)：19～20)

冯国瑞用藏药独一味治疗糖尿病玻璃体积血患者26例，结果能有效促进积血吸收，提高患者视力。分析认为独一味的有效提取成分具有抑制细胞和血小板聚集、抗凝血的作用，还能激活纤溶酶启动纤溶系统，是治疗糖尿病玻璃体积血较为理想的药物。(冯国瑞．独一味治疗糖尿病玻璃体积血．广西医学，2003，25(4)：

619～620）

陈鹏使用丹参注射液静脉滴注治疗增殖型DR患者35例，取得了较好的效果。患者的视力和视敏度得到了显著提高，并经治疗前后的对照研究，认为其改善途径为丹参通过刺激患者的血清超氧化物歧化酶活性，进而降低机体脂质过氧化反应水平，并且使血清一氧化氮的含量下降，提示丹参具有削弱自由基损伤作用。（陈鹏，贺翔鸽．丹参对糖尿病性视网膜病变患者视觉功能的改善与治疗前后自由基水平变化．中国临床康复，2005，9(25)：157～158）

5. 其他疗法 刘学敏自拟镇衄汤（生地黄、白茅根、大蓟、茜草、天门冬、麦门冬）配合针刺（双侧睛明、太阳、神庭、曲池、足三里、血海、阴陵泉、太冲、太溪）治疗DR，收到良效，总有效率达90.0%。（刘学敏．针药并用治疗糖尿病性视网膜病变60例临床观察．上海中医药杂志，2002，36(2)：23）

曹惠芬等通过实验对照观察，结果提示耳穴疗法对四氧嘧啶性糖尿病家兔早期DR具有预防作用。李晟等比较中药、光凝及二者联合治疗DR的疗效，发现光凝联合中药治疗组效果明显优于光凝组和中药组，视力提高和稳定者较多，眼底出血、水肿、渗出的吸收较快。（曹惠芬，汤晓云，梁凤书，等．耳穴疗法预防早期糖尿病性视网膜病变的实验研究．云南中医中药杂志，2002，23(5)：33～34）

（七）名老中医经验集粹

1. 施今墨验方选（《施今墨医案验方合编注笺》）

验方一：元参90g，苍术30g，麦冬60g，杜仲60g，茯苓60g，生黄芪120g，枸杞子90g，五味子30g，葛根30g，二仙胶60g，熟地60g，怀山药120g，山萸肉60g，丹皮30g，人参60g，玉竹90g，冬青子30g。研为细末，另用黑大豆1 000g，煎成浓汁去渣，共和为小丸，每次6g，每日3次。适用于成年人糖尿病、血糖尿糖控制不理想者。

验方二：葛根30g，花粉90g，石斛60g，玄参90g，生地90g，天冬30g，麦冬30g，莲须30g，人参30g，银杏60g，五味子30g，桑螵蛸60g，菟丝子60g，破故纸60g，山萸肉60g，西洋参30g，何首乌60g，生黄芪120g，怀山药90g，女贞子60g。研为细末，金樱子膏1 000g合为小丸，每服6g，每日3次。适用于糖尿病中医辨证为上消下消者。

验方三：莲子肉60g，芡实米60g，党参60g，熟地、红参、天竺子、桑椹子、淡苁蓉、阿胶、黄精各60g，西洋参30g，杭白芍60g，黄柏30g，生黄芪90g。共研细末，雄猪肚1个，煮烂如泥，和为小丸，每服6g，每日3次。主要适用于糖尿病中医辨证为中消者。

2. 赵锡武验方选(《消渴病中医防治》)

验方：生熟地各30g，天麦冬各12g，党参30g，当归9g，山萸肉12g，菟丝子30g，元参12g，黄芪30g，泽泻15g。水煎服，每日1服。赵锡武对糖尿病的治疗积有丰富经验，他认为上中下三消“其始虽异，其终则同”，主张分期治疗，早期以养阴清热泻火为主，肺胃兼治；中期当养阴益气；晚期应针对阴阳俱虚证相应施治。上方是赵锡武治疗糖尿病中晚期常用方。阳明热甚口渴者加白虎汤、川连以清胃泻火；阳虚加用金匮肾气丸，桂附可用至10g；腹胀加大腹皮；腹泻重用茯苓、泽泻，去生地，熟地减量；兼有高血压者加杜仲、牛膝；兼有冠心病者加瓜蒌、薤白、半夏。

3. 刘惠民验方选(《刘惠民医案》)

验方：炒酸枣仁42g，枸杞子15g，生地18g，丹皮10g，菟丝子24g，何首乌12g，花粉12g，生石膏24g，沙参12g，白及12g，橘络12g，白术12g，鸡内金15g，山栀10g。水煎服，每日1剂。另配合药粉：白及90g，沙参45g，柿霜36g，三七30g，西洋参24g，冬虫夏草36g，琥珀15g。共研细粉，每次4.5g，每日2次。刘惠民常用以上两方配合，治疗糖尿病合并肺结核者具有一定疗效。

4. 祝谌予验方选

祝谌予认为糖尿病在临床虽可分为阴虚、血瘀、阴阳两虚、气阴两虚等型，但临床以气阴两虚多见。常用黄芪、山药、苍术、元参、生地、熟地、丹参、葛根为基本方治疗。阴虚型以一贯煎为主方；阴阳两虚型以桂附八味丸为主方；血瘀型以降糖活血方为主，药物组成：木香、当归、益母草、赤白芍、川芎。若燥热或烘热加黄芩、黄连；口渴欲饮加知母、石膏；渴饮无度加浮萍 30g；多食明显重用生地、熟地，加玉竹；全身瘙痒加白蒺藜、地肤子；腰腿疼加鸡血藤、桑寄生；足跟痛加青黛、木瓜；眼目昏花加川芎、白芷、谷精草、菊花；兼有冠心病加生脉散；胸痛加川朴配郁金；大便干加麻仁、郁李仁，必要时加川军；胸腹胀满加枳壳、桔梗、杏仁、薤白；阳痿加仙茅、仙灵脾、阳起石、蜈蚣；眼底出血加大小蓟、三七粉；血压高加夏枯草、紫石英或三石汤(生石膏、石决明、代赭石)；胆固醇增高加决明子、首乌；少数病人血糖不降者，可重用黄芪 50g，生熟地各 30g。

5. 岳美中验方选(《临床验集》)

验方：生地 120g，天冬 60g，红参 60g，首乌 180g，胎盘 1 具或河车粉 60g。研为细末，炼蜜为丸，每日 2 次，每次 1 丸。适用于老年糖尿病，热证不明显、气阴两虚的病人。

6. 吕仁和验方选

验方一：黄精、生地、元参、丹参各 30g，葛根、知母各 15g，枳壳、黄连、生军各 10g，甘草 6g。水煎服，每日 1 剂。滋阴清热、生津止渴。适用于 2 型糖尿病阴虚化热型，若口渴甚加生石膏 30g，寒水石 30g。

验方二：生黄芪、黄精、紫河车、丹参、猪苓、肉苁蓉、山楂、芡实、木瓜各 1 000g，葛根、秦艽、当归、狗脊、牛膝各 500g，研末制成水丸，每次 6g，每日 3 次。适用于 2 型糖尿病，形体消瘦，气虚为主，络脉瘀阻，气短乏力，手足麻痛，面足微肿者。

验方三：太子参、生地、元参、黄精、丹参、大黄、川芎各1 000g，枳实、桃仁、皂刺各500g，制成口服液，每支10ml，每次1支，每日3次。具有益气养阴、活血通脉作用。适用于2型糖尿病慢性病变早期。

验方四：黄精、生地、丹参各30g，赤芍15g，皂刺、秦艽、川断、牛膝、狗脊各10g，青黛6g，蜈蚣1条，共研末制成水丸，每次6g，每日3次。具有益气养阴、活血通络作用。适用于2型糖尿病合并周围神经病变，中医辨证为气阴两虚、络脉瘀阻者。

验方五：太子参、川芎、赤芍各15g，丹参30g，麦冬、五味子、葛根、苏梗、丹皮、泽泻各10g，黄连、香附、香橼、厚朴各6g，每日1剂，水煎服。具有益气养阴、理气活血的作用。适用于糖尿病性心脏病，中医辨证为气阴两虚、气滞血瘀者。

验方六：太子参、麦冬、牛膝各15g，生地、元参、丹参、黄精各30g，山萸肉、川芎、桃仁、酒军、枳实、菊花、泽泻各10g。水煎服，每日1剂。具有益气养阴，补肾活血的作用。适用于糖尿病肾病，中医辨证为肝肾气阴两虚者。

（八）降糖经验方

1. 降糖方

组成：生黄芪30g，生地30g，苍术15g，元参30g，葛根15g，丹参30g。

功能：益气养阴活血。

主治：气阴两虚型糖尿病。

方解：现代医学将糖尿病分为胰岛素依赖型糖尿病和非胰岛素依赖型糖尿病两大类。在我国以非胰岛素依赖型糖尿病为最多。在10余年观察中发现，糖尿病可分为5个类型：①气阴两虚型；②阴虚火旺型；③阴阳两虚型；④气虚血瘀型；⑤燥热入血型。其中以气阴两虚型为最多见。

降糖方为治疗气阴两虚型糖尿病的有效基本方剂。患者表现为多饮、多食、多尿，乏力、消瘦，抵抗力弱，易患外感，舌淡黯、脉沉细等症状。降糖方的六味药通过药理研究证明均为降糖药物。生黄芪配生地降尿糖，是取生黄芪的补中、益气、升阳、紧腠理，与生地滋阴、固肾精的作用，防止饮食精微的漏泄，使尿糖转为阴性。据药理研究，黄芪、生地有降血糖作用；苍术配元参降血糖。许多人认为治糖尿病不宜用辛燥的苍术，而施今墨云：用苍术治糖尿病以其有“敛脾精”的作用，苍术虽燥，但伍元参之润，可制其短而扬其长。药理研究证明，苍术和元参都有延长降低血糖时间的作用。上述两个对药，黄芪益气，生地滋阴；黄芪、苍术补脾健脾；生地、元参滋阴养肾，从先后2天扶正培本，降血糖、尿糖确有卓效。自古以来，有关消渴病或糖尿病诸文献中，未见有活血化瘀法治疗糖尿病的报道。但在临床中遇到糖尿病合并血管病变者不少。通过血液流变学研究，糖尿病患者血液黏稠度多有增高。气阴两虚型糖尿病者常见舌质黯，舌上有瘀点或瘀斑，舌下静脉怒张等血瘀征象，故而加用葛根、丹参两味药通活血脉。实践表明，加用活血药后，疗效增强了。药理研究也证明，葛根、丹参都有降血糖的作用。

2. 春季调养方 春天是万物复苏的时节，也是病毒、细菌等微生物生长、传播的好时节。在这个季节里，糖尿病表现出一些不同于其他三季的特点，所以服用中药时要有所侧重。

立春后，人体阳气日渐旺盛，容易出现“阴气不足，阳气有余”的特征，使体内生热；且春季属“木”，与人体“肝脏”相对应，肝主管人的情志，因此人的情绪在这个季节特别容易波动，导致血糖随之波动。另外，人们在春天多会出现疲乏、多梦、皮肤瘙痒、月经不调等症状，糖尿病患者的饮食就要特别注意少吃辛辣温燥类的食物，如羊肉、狗肉等。在用药上也要谨慎使用温燥类的补药，注重清热、调肝和养阴。

以下介绍两则适合糖尿病患者在春季进行调养的处方。

处方1:香椿芽50g、柳芽20g、苜蓿芽50g、鲜蒲公英50g,用水冲洗干净煎服,每日1剂。

处方2:赤芍15g、丹参15g、郁金12g、金灯笼2个、虎杖10g、鲜蒲公英100g、香椿芽50g、柳芽50g,用水煎服,隔日服1剂。

3. 桑叶清汁茶　自古以来,中医就将桑叶作为治疗消渴症的中药应用于临床。《本草经疏》:桑叶性味甘、寒,甘所以益血,寒所以凉血,甘寒相合,故下气而益阴,又能明目而止咳,有补益之功。

《本草经图》:桑叶常服,煎以代茶饮,令人聪明。

《食疗本草》载:桑叶有降低血压和降低血糖的作用。

《中华人民共和国药典》:桑叶疏热散风,清肺润燥,清肝明目。

桑叶用做茶饮料,始见于中国传统药典《本草纲目》:桑叶"汁煎代茗,能止消渴";"炙熟煎饮,代茶止渴"。在中国素有"神仙茶"的美誉,在日本被称为"长寿茶"而风靡全国。

苏联沙迪诺博士等科学家在研究百岁老人之谜中发现:亚巴赞山区村民特别健康长寿,年寿最高的160岁,百岁老人比比皆是。他们行动敏捷,身体健壮,充满活力的主要原因是,当地满山遍野都是桑树,村民每天早、中、晚都饮用桑叶汁。

我国1990年第4次人口普查中发现新疆皮山县18万人口中70岁以上的老人占到2.84%,最高年岁120岁,111岁的卡迪尔伊仍可参加夏收。科学院、医学院的调查表明:其中主要原因之一就是这里普种桑树,当地群众习惯于用桑叶代茶泡水喝外,还常年吃桑葚。

桑叶茶的开发给不能饮茶者带来了福音

高血压患者,不宜大量饮茶,因为茶有强心亢奋作用,使血压增高,但桑叶茶不仅无升血压作用,且有安神功能,有利于调节血压至正常。

心脏病患者有早搏及心律不齐的,饮茶更会加强病情;而桑叶茶无强心作用,却具有与人参相同的补益和抗衰老作用。

胃病(胃炎、胃窦炎、胃溃疡)患者不宜饮茶,桑叶茶有抗菌消炎作用,有利于胃病康复。

失眠患者不宜饮茶,尤其不能饮浓茶,因茶有亢奋神经作用,使人更加难以入睡;而桑叶茶有安神镇定作用,有益无害。

人体缺钙能引发高血压、抽筋、骨质疏松(骨易折)、食欲不振等多种疾病,而很多人本来就偏于缺钙,且绿茶含有大量草酸,与体内钙质结合而排出体外,使人加重缺钙,而桑叶茶就无此弊病。

产后不宜喝茶。茶叶中含有鞣酸,与食物中的铁相结合,影响肠道对铁的吸收,从而引起贫血。另外,茶叶中还含有咖啡因,饮用茶水后,使产妇兴奋,不易入睡,影响产妇的休息和体力的恢复,同时茶内的咖啡因可能通过乳汁带入婴幼儿体内,容易使婴儿发生肠痉挛和忽然无故啼哭现象。而饮用桑叶茶不但可帮助产妇补给各种丰富的营养成分,还可有效地消除产妇妊娠斑。

药食两用植物——桑叶的药用价值

现代中、西医把桑叶和桑叶生物制剂作为改善糖尿病及其他各种疑难杂症的药物而使用,认为其药效极为广泛。可清肺润燥,止咳、去热、化痰,治盗汗;补肝、清肝明目,治疗头晕眼花、失眠,消除眼部疲劳;消肿、清血,治疗痢疾、腹痛,减肥、除脚气,利大、小肠;抗应激、凉血、降血压、降血脂,预防心肌梗死、脑溢血,祛头痛、长发;降血糖、抗糖尿病等。与茶叶不同的是,桑叶不含咖啡因,因而不必担心会对人体产生副作用。

①消热凉血、清肠排毒、平肝明目、利尿通便、降糖、降压、降脂、抗肿瘤、下浊气。

②清除体内自由基、抗氧化、抗衰老:主要功效成分是异黄酮化合物。浙江大学临床药理研究所通过4年实验,证实桑叶具有类似人参的补益和抗衰老作用。人参属于热补,而桑叶属于清补,老幼均可使用,四季皆宜。

③桑叶含有其他动、植物中所没有的生物碱,是一种叫做

DNJ(1-脱氧野尻霉素)的特殊物质,其主要作用是抑制蔗糖酶、麦芽糖酶、α-葡萄糖苷糖、α-淀粉酶的分解,从而达到防治糖尿病的作用(已从桑叶中分离出 6 种生物碱:1-DNJ、N-Me-DNJ、GAL-DNJ、fagomine、DAB 及 Calystegin B_2,并确定了其分子结构)。

桑叶生物碱 fagomine 及桑叶总多糖(TPM)促进胰岛 B 细胞分泌胰岛素,促进细胞对糖的利用、肝糖原合成,改善糖代谢,加强糖尿病病人病变胰岛细胞与结构的恢复功能,增加糖尿病病人外周组织的胰岛素受体并提高受体敏感性的功能。有机铬能减轻胰岛素抵抗,增强胰岛素的功能。桑叶脱皮固酮也能促进葡萄糖转化为糖原,最终达到降血糖的效果。不影响健康人的血糖水平,起到全方位的预防糖尿病和保健功效。

(九)中药的现代研究

近来研究发现不少中草药具有良好的降低血糖的作用,应用得当对治疗糖尿病很有帮助。

丹参:丹参煎剂可明显降低实验动物的血糖,作用可持续 5 小时之久,且可降低血脂及血黏稠度。临床应用:丹参、花粉、葛根各 15g,黄芪 20g,五味子 7g,忍冬藤、玄参各 10g,治疗糖尿病合并高凝血、高血脂有效。

地黄(生地、熟地):按 2g/kg 体重计算,喂服实验动物,见血糖明显下降,也可抑制和预防肾上腺素所致的兔血糖上升,且可改善糖尿性的高血脂、高血压病情。临床应用于糖尿病时,多以生地配天冬、枸杞子等,例如生地、黄芪各 30g,怀山药、知母、葛根、石膏(先煎)、牡蛎各 20g,元参、枸杞子、苍术、茯苓、党参各 15g,麦冬、五味子各 10g,黄连 5g。

玉米须:玉米须发酵剂对实验动物糖尿病有明显降血糖作用,且对糖尿性高血压、肾病有改善作用。临床用玉米须 45g、黄芪 30g、白术 15g 与猪胰 1 具炖,作一日食疗之用。

知母：知母水提取物能降低实验动物血糖，对药物引起的血糖升高作用更明显。用知母、天花粉、麦冬各12g，黄连5g组方煎服，可改善糖尿病上消（如口渴、多饮等）症状。

枸杞子：枸杞子提取物可促进实验动物糖尿病血糖持久下降，对糖尿性血脂升高、视力不佳有改善作用。每日用枸杞子、五味子、黄精、元参各25g，煎汁当茶饮，可改善消渴症状。

人参：人参可促进实验动物血糖降低，并可降低糖尿性血脂升高及无力症状。临床报道人参浸膏对早期轻症糖尿病有治疗效果，使尿糖减少，血糖降低40mg，停药后疗效仍可持续2周以上。对轻症糖尿病人参可与生地合用；对中、重症糖尿病宜与胰岛素合用，因二者有协同降血糖的作用。人参日用量3～9g。

此外，治疗糖尿病的中药还有黄芪、怀山药、菟丝子、茯苓、黄连、石膏、乌梅、苍术、白术、玉竹、玄参、仙鹤草、地骨皮、苍耳子、麦芽、泽泻、桔梗、黄精、冬桑叶、仙灵脾等。

近年来中医药治疗DR取得了一定进展，初步展示了中医药在治疗DR方面的独特优势。口服丹参可以有效阻止糖尿病小鼠的眼部氧化应激反应，且不影响血糖浓度，丹参注射液离子导入治疗DR也取得了较好疗效。葛根素可以明显降低糖尿病大鼠视网膜的病理改变，能改善DR患者的视网膜血液供应，对DR具有良好的治疗效果。黄芪具有益气活血、养阴散瘀之功效，可以改善视网膜微循环及提高机体免疫力，抑制视网膜周细胞的凋亡。由大麻中提取的非精神活动成分大麻二酚可降低糖尿病大鼠视网膜炎症反应，降低BRB的破坏程度，使凋亡的神经细胞数量明显减少。作为中药合剂的芪明颗粒具有益气养阴、补益肝肾、通络明目等作用，可以缓解视网膜缺氧状态、改善视网膜微循环，对DR有较好的治疗作用，且其疗效优于导升明。中药治疗DR的文献颇多，大部分以活血化瘀、凉血止血、益气养阴、补益肝肾为主要方法，例如复方丹参滴丸、复方血栓通胶囊、三黄胶囊、清障明目胶囊等。

第二节 西医治疗

由于糖尿病性视网膜病变晚期严重损害视力以至造成不可恢复盲，所以及时防治十分重要。及时采用中西医结合治疗有效率达到90%以上，发现糖尿病后应及时去医院眼科检查和治疗。同时加强科普宣传，早期诊断、早期治疗是防止糖尿病性视网膜病变导致失明的关键。

糖尿病性视网膜病变不同阶段的合理用药与医患间的配合是分不开的。眼科医生与内分泌科医生要经常沟通，以避免患者重复用类同药物；中西医医生要避免盲目偏见，加强对糖尿病性视网膜病变相关知识的学习，加强多学科的合作、实施整体治疗方案、运用中西医特色方法，才能使病人得到最实惠的治疗。

糖尿病性视网膜病变的治疗，应由眼科医生来决定每位患者的治疗方案。依据是：

患者年龄，健康状况和病史，疾病的程度，对特殊药品、检查和治疗的耐受性，对病情的估计，病人对治疗的意见和选择。

一、一般治疗方案

糖尿病性视网膜病变早期，通常不需局部治疗，但如果血管的变化非常靠近视觉最灵敏的黄斑部位，而引起黄斑的水肿，则可以用光凝固法加以治疗。出血时及有渗出者可试用氯贝特（clofibrate，atromid-S），2g/d，约有43.5%视力好转，15%胆固醇下降。有血小板凝聚者可试以阿司匹林，但疗效可疑。近年亦有试用醛糖还原酶抑制剂治白内障及眼底病变而获效者。但是糖尿病性视网膜病变的预后取决于血糖控制的程度，其治疗原则为：

（1）积极治疗糖尿病：早在20世纪人们就发现，血糖控制值在理想范围内并保持稳定使DR发生的危险性降低了76%，进展的危险性降低了63%，进展为严重增生型糖尿病视网膜病变(proliferative diabetic retinopathy，PDR)的危险性降低了47%，进展为严重黄斑水肿的危险性降低了23%，需要进行激光光凝治疗的危险性降低了56%。慢性持续性高血糖与波动性高血糖对血管内皮细胞、周细胞等的损伤是糖尿病患者发生各种并发症的主要原因。认为糖尿病是防治DR的根本措施。如在糖尿病早期血糖控制良好，则可防止DR的出现和发展。一是不要使血糖从很高的水平降到很低的水平，对DR不利，导致DR的恶化。二是防止低血糖的发生，促进DR的发生、发展。导致儿茶酚胺分泌亢进，血管收缩，细胞水肿和脆弱的血管破裂、出血。选用降低血糖药，以作用缓和为原则。达美康不但降血糖，而且对微血管病变有效，能够减弱血小板凝集能力，对抗血栓的形成，溶解血管壁上的纤维蛋白，对DR合适。一般每日用量为80～160mg，可分1～2次服用。

(2)改善血液高凝高黏状态：积极改善血液高凝高黏状态，防止微血栓形成是治疗DR的重要环节。常用药物一是阿司匹林、双嘧达莫、藻酸双酯钠等，具有抑制血小板凝集和黏附的作用；二是尿激酶、链激酶等，具有促进纤维溶解作用；三是肝素，具有较强的抗凝作用。临床以第一类药物为常用，肌肉注射、口服，同时合用安妥碘、碘化钾等透明质酸酶治疗。

(3)预防和治疗DR的新途径

1)醛糖还原酶AR抑制剂　醛糖还原酶(aldose reductase，AR)是组织细胞葡萄糖代谢途径之一多元醇通路的限速酶，当细胞内葡萄糖浓度增加时被激活，导致细胞内山梨醇浓度增加，细胞渗透压增高，进一步导致视网膜周细胞的凋亡。AR抑制剂可使凋亡细胞的数目减少，降低神经胶质细胞的反应性。实验与临床证实多元醇代谢活性亢进与DR的发病、进展有密切关系，多元醇代谢途径只有两步，限速酶是醛糖还原酶，辅酶为nadh，血糖升高，山梨醇经过开放AR活跃，使葡萄糖还原成山梨醇增多，引起和加重 DR。从理论上讲，若能抑制本代谢途径的活性，可防止 DR 的发生和发展。

最近研究表明，AR 对抑制稳定初期 DR 的血-视网膜屏障有效。用 AR 抑制剂可使视网膜山梨醇含量下降，微循环功能改善。说明 AR 抑制对 DR 的预防、治疗临床应用价值。

目前 AR 抑制剂按结构大致可分为海因类、羧酸类和黄酮类。索比尼尔(sorbinil)是第一个合成的海因类化合物，具有广泛的 AR 抑制作用，但因存在严重过敏反应而终止研发；依帕司他(epalrestat)是 20 世纪 90 年代在日本和欧洲上市的羧酸类 AR 抑制剂代表药物之一；近几年来，人们对黄酮类 AR 抑制剂给予了更多的关注，在已知 AR 抑制剂的构效关系基础上合成了大量黄酮类化合物并对它们的 AR 抑制活性构效关系进行了深入考察，从天然产物中提取出的很多黄酮类化合物都具有良好的 AR 抑制活性。

2)糖基化终末产物抑制剂　长期的高血糖使体内各种蛋白质发生非酶促糖基化反应，产生大量糖基化终末产物(advanced glycation end products，AGEs)，而 AGEs 性质稳定，在细胞内不可被逆转。AGEs 的大量堆积导致氧化应激、免疫反应，致使视网膜毛细血管周细胞凋亡，内皮细胞内蛋白质的结构和功能改变，加速 DR 的进展。国内曾有报道 AGEs 能够参与基质金属蛋白酶-9 损伤细胞外基质及促进新生血管形成的作用，从而导致 DR 的发生和发展。氨基胍可抑制蛋白交联、减少视网膜周细胞变形，是一种最常用的和公认的有效治疗和预防 DR 的药物。ALT 711 和 benfotiamine 分别是维生素 B_1 的衍生物和一种合成的脂溶性维生素 B_1，它们不仅优于常规的维生素 B_1，而且能高效阻止 AGEs 的形成和对组织的损害。

3)生长因子抑制剂　VEGF 抑制剂：VEGF 是目前所知最强的内皮细胞选择性促有丝分裂因子和血管生成因子。VEGF 主要作用是通过旁分泌或自分泌与血管内皮细胞上的酪氨酸激酶受体结合，使之发生磷酸化，促进细胞有丝分裂，使内皮细胞增殖、游走，诱发新生血管形成。VEGF在视网膜缺血与PDR的新生血管形成之间发挥桥梁作用，介导缺血视网膜出现血管增生，而VEGF与其受体的结合，又是其行使各项功能的主要途径。若阻断VEGF的作用，可以抑制白细胞淤滞、视网膜细胞间黏附分子-1的表达和BRB的破坏，减少视网膜微血管的渗漏，有效治疗DR。

目前，用于眼部的VEGF抑制剂大致有3种：(a)哌加他尼钠(pegaptanib sodium)。González等及Querques等研究表明玻璃体内注射哌加他尼钠在DR及其并发症的治疗中有意义；(b)兰尼单抗(ranibizumab)。兰尼单抗是人重组VEGF抗体，但价格较高，其广泛应用受到一定限制；(c)贝伐单抗(bevacizumab)。贝伐单抗是一种抗VEGF人源化单克隆抗体，间接阻断VEGF和其受体的结合从而抑制新生血管的发展，玻璃体内注射贝伐单抗能稳定或增加弥散性糖尿病黄斑水肿患者的最佳矫正视力。PDR玻璃体切割术术前玻璃体内注射贝伐单抗可以减少术后玻璃体出血的发生率并能改善术后视力。玻璃体内注射贝伐单抗能减少活动性新生血管复发率，可以作为全视网膜光凝的辅助手段，可使部分PDR患者避免玻璃体手术。

β转化生长因子抑制剂：在高血糖状态下，多种血液化学异常使转化生长因子-β(transforming growth factor-β，TGF-β)形成增多，刺激细胞外基质合成增加，降解减少，成分重构，导致毛细血管基底膜增厚，组织纤维化及新生血管形成等多种病理变化，促进DR的发生和发展。TGF-β_2是具有双向调节功能的生长因子，是细胞增生、分化，细胞外基质免疫应答的有效调节因子。国内研究发现了在糖尿病仓鼠视网膜内TGF-β_2在DR病理过程中的表达差异，而TGF-β_2在DR病理过程中作用的确切调控机制还有待进一步研究。对TGF-β_2的深入研究将有助于揭示视网膜新生血管性疾病的形成机制,从而找到更有效的防治途径。

4)蛋白激酶 C 抑制剂 高血糖状态下激活蛋白激酶 C(protein kinase C,PKC),特别是 PKC-β 表达持续增高、内皮素-1 表达增强,从而产生一系列的生物效应,损伤视网膜内皮细胞及周细胞,加速周细胞凋亡,PKC 的激活也使视网膜血管通透性增加、新生血管形成、白细胞黏附等。PKC-β 抑制剂抑制 DR 研究在 1998 年启动,在试验人群中,ruboxistaurin 对视网膜病变进展或广泛视网膜光凝并没有明显的影响,而对改善中度视力减退有较好的作用,并能改善 DR 长期黄斑水肿引起的视力下降。

5)抑制炎症反应药物 近一段时间来,多数学者认为 DR 是一种低度、慢性炎症反应。在 DR 的发生、发展过程中可出现白细胞黏附、聚集和移行现象,血管渗透性增加,血流动力学改变,有多种炎症反应因素参与。糖皮质激素抑制花生四烯酸途径减少前列腺素的生成,降低 VEGF 浓度,从而降低血管的渗透性,玻璃体内注射地塞米松可以抑制视网膜中 VEGF 的表达,降低 BRB 通透性,玻璃体切割术后玻璃体内注射曲安奈德能减少术后炎症反应,降低 DR 对 BRB 的破坏,国内也有报道小剂量曲安奈德玻璃体内注射治疗黄斑水肿安全有效,没有严重并发症。早在 20 世纪 60 年代就有人发现大量服用非甾体抗炎药阿司匹林的类风湿关节炎患者很少患严重的 DR,近年 Sun 等发现中、低剂量的阿司匹林可以选择性的阻止 DR 的微血管病变,其最小有效量还有待进一步研究。非甾体抗炎药奈帕芬胺(nepafenac)对 DR 引起的黄斑囊样水肿等后节炎症疾病有较好的治疗作用。米诺环素(minocycline)是一种半合成四环素,口服后胃肠道吸收好,不易产生抗药性,米诺环素能抑制糖尿病诱导的炎性细胞因子的产生,减少活化的视网膜小胶质细胞释放炎性介质从而延缓 DR 造成的视力丧失。

6)氧自由基清除剂 机体在高血糖状态下,多种损伤途径的激活均能最终影响线粒体的呼吸链和 NADPH 氧化酶的活性，致使细胞氧自由基的生成增多，使机体处于氧化应激状态。氧自由基可诱导视网膜周细胞凋亡，使视网膜神经节细胞数目减少并可损伤 BRB。维生素 E 可以降低机体的氧化应激状态，使视网膜血流趋于正常，但也有报道血浆维生素 E 水平与 DR 没有相关性，且维生素 E 具有潜在毒性，不宜大剂量使用。导升明(calcium dobesilate)能保护 BRB 免受氧化应激的损害，但最近也有报道称导升明不能降低糖尿病黄斑水肿发展的风险。氧自由基清除剂用于治疗 DR 需要更多、更进一步的临床试验，以确定其有效性和安全性。

(4)控制高血压：血压升高对 DR 的影响不可忽视，增高的血压可改变糖尿病患者的微循环血流动力学，血管通透性增加，血管扩张，导致基底膜增厚等血管病变。对发生 DR 的病人，血压增高还加重视网膜出血，Knowler 研究表明，收缩压大于 19.3kPa 的患者，发生视网膜病变的可能性是收缩压小于 16.65kPa 患者的 2 倍多，说明积极控制血压对防治 DR 同样十分重要。

一般在血压大于 18.7/12kPa 时，应积极降压。在降血压药物中，血管紧张素转换酶抑制剂能减少高血糖诱导的视网膜内血管内皮生长因子(vascular endothelial growth factor，VEGF)的表达，并且其影响独立于它的抗高血压作用，对不伴高血压的 DR 也能发挥独特的治疗效果。但有报道小剂量的血管紧张素转换酶抑制剂对进展中的非增生型糖尿病视网膜病变没有疗效。用巯甲丙脯酸、利血平、复方罗布麻等药物治疗。

(5)控制血脂：糖尿病患者都合并脂代谢异常，其中 2 型糖尿病患者即使血糖控制良好，甘油三酯浓度也常常升高，高密度脂蛋白-C 浓度常降低；当血糖控制不佳时，甘油三酯浓度升高则更为明显。所以，对于 2 型糖尿病引发的 DR 来说，控制血脂就显得更为重要。血脂升高，可通过多种途径导致视网膜损坏，因此对于糖尿病患者除了要控制好血糖外，良好的血脂控制可以延缓DR的发生和发展。洛伐他汀等他汀类降血脂药物属于羟甲基戊二酰辅酶A还原酶抑制剂，能通过抑制炎性因子的表达保护血-视网膜屏障(blood-retinal barrier，BRB)免受破坏，有效治疗由2型糖尿病引起的DR。氯贝特不仅可以降低血脂，还作为抗氧化剂抑制2型糖尿病患者的炎性反应及血栓形成，在DR等糖尿病微血管并发症的预防中起到积极作用。

降糖药物的选择：对糖尿病具有治疗作用的药物，可以分为口服降糖药和胰岛素两大类，它们对不同类型的糖尿病人有其各自相应的适应证。

临床选用抗糖尿病药物要合理。1型糖尿病患者于确诊后应立即应用以胰岛素为主的治疗，同时予以饮食疗法，口服药仅作辅助治疗。2型糖尿病患者于确诊后，如无急性感染或大手术等重大治疗前需快速降糖者外，均应先予以饮食治疗，特别在超重或肥胖患者。在病情允许下尚应鼓励开展体育活动。经过1个月的观察和复查，如血糖仍未达到控制目标时，才考虑加用抗糖尿病口服药，必要时用胰岛素。

早期轻、中度2型糖尿病患者，临床少有或无症状，常伴肥胖，一般仅有餐后高血糖或空腹高血糖。这类患者胰岛素分泌功能尚无障碍或障碍轻微，主要呈现胰岛素抵抗，首选药物宜为甲福明或阿卡波糖。

中度糖尿病患者除胰岛素抵抗外，已有一定的胰岛素分泌障碍，空腹血糖常超过10mmol/L，足量甲福明或(和)阿卡波糖不能满意控制高血糖时，可以联合应用磺酰脲类药中的一种。

重度糖尿病患者已有明显的胰岛素分泌障碍，常伴有消瘦，葡萄糖刺激后的胰岛素或C肽反应性低或无，尽量磺酰脲类和双胍类或阿卡波糖联用，仍不能使血糖控制达标时，需在口服药基础上睡前或早餐前加用小剂量(12～20u/d)中效胰岛素。

在控制高血糖时，虽应避免出现高胰岛素血症，然而当口服药不能达到控制目标时，应以消除高血糖症的毒性作用为重，及时应用胰岛素，以免延误病情。

二、降糖药物的使用原则

DR 是严重威胁视力的疾病，对它的治疗越来越引起人们的关注。随着经济水平和糖尿病诊断技术的提高，更早对 DR 患者进行干预成为可能，由于激光光凝和玻璃体手术只能降低视力减退的危险性而不能提高视力，且对正常组织有破坏性，所以对 DR 的药物治疗的研究和开发就显得尤为重要。

(一)胰岛素

胰岛素可防治糖尿病急性并发症、纠正代谢紊乱、提高抵抗力、防止各种感染、改善营养、促进小儿生长等；如采用胰岛素强化治疗，严格控制高血糖症，对在微血管和大血管基础上发生的多种慢性并发症也有肯定的防治效果。

1. 适应证

(1)1 型糖尿病患者：本型糖尿病以前也被称作“胰岛素依赖型糖尿病”，是指该型糖尿病患者必须依赖胰岛素维持生命，并不是像有些人“望文生义”，认为胰岛素依赖就像吸毒成瘾一样可怕。

该型糖尿病患者体内分泌胰岛素的胰岛 B 细胞已被完全破坏，彻底丧失分泌胰岛素的功能，如果不通过注射的办法向体内补充胰岛素，该型糖尿病患者体内就要出现严重的代谢紊乱如酮症酸中毒，并进而发展至昏迷和死亡。由于患者体内的胰岛素量不足，所以只有补充相应数量的外源性胰岛素才能使病情得以控制，医学上称为“替代疗法”。这种类型的糖尿病越早使用胰岛素越好，不可久拖不决。在 1921 年胰岛素被发现之前，几乎所有的 1 型糖尿病都死于酮症酸中毒性昏迷。因此，对于 1 型糖尿病患者而言，胰岛素首要的是用来救命，然后才是用它来治病，即通过用胰岛素来控制血糖，减少慢性并发症。

(2)“久病”的患者：2型糖尿病包括两种情况：一是体内胰岛素水平明显降低；二是对胰岛素不敏感而使胰岛素相对缺乏。由于体内尚能分泌胰岛素，多数2型糖尿病患者不会因为不使用胰岛素而出现生命危险，所以以前也把该型糖尿病称作“非胰岛素依赖型糖尿病”。

但是，对2型糖尿病患者的长期观察发现，多数患者大约在病程8～10年时就不能仅靠口服降糖药来控制血糖了，这时如果不用胰岛素，血糖就难以得到满意的控制，由高血糖所导致的糖尿病并发症就会出现明显的进展。因此，从减少并发症、延长患者寿命的角度上讲，当疾病进展到一定的阶段，也必须用胰岛素。此外，对于非胰岛素依赖性糖尿病患者，如果体格明显瘦弱或有感染、发热及酮症酸中毒的症候，或病人患有需进行手术治疗的疾病，也应及时应用胰岛素。

(3)早期患者强化治疗：此外，研究人员还发现，给新诊断的2型糖尿病患者使用为期2周的强化胰岛素治疗后，可以使有些患者在3年内不需要任何药物，仅仅通过饮食控制和运动就能维持理想的血糖水平。

因此，刚被诊断为2型糖尿病的患者，如果饮食和运动治疗的效果不好，也最好使用胰岛素短期强化治疗，这样可以让患者的胰岛B细胞休息一段时间之后能更好地分泌胰岛素。

(4)“多病”的患者：这包括两种情况，一是其他疾病或者状况可能引起致命性的代谢紊乱，如需要做大手术、遭受严重创伤、伴有严重感染的糖尿病患者，他们可能会发生酮症、酮症酸中毒或非酮症性的高渗昏迷，危及生命；二是其他疾病会引起口服降糖药蓄积中毒。如肝肾功能不全或者严重缺氧(如心功能衰竭)的患者，因为口服降糖药在体内代谢不畅，可使药物蓄积，毒副作用加重。

胰岛素是生物体内的天然物质，是目前所有的降糖药中最安全的药物。糖尿病患者在需要使用胰岛素时，应该毫不犹豫地接受胰岛素治疗。否则就会有生命危险，或因血糖控制不好而使生活质量受到严重影响，甚至缩短寿命。

(5)糖尿病孕妇：虽然口服降糖药物可以控制糖尿病孕妇的高血糖，但药物对胎儿是否有影响却没有临床试验的证据。胰岛素是生物体内自然的激素，它的安全性是可靠的。

因此，糖尿病孕妇当血糖高到依靠饮食和运动而不能控制时，必须使用胰岛素来控制血糖，保证母婴安全。

应该注意的是：凡1型糖尿病患者尤其是青少年、儿童、消瘦或营养不良者，依赖胰岛素为生，一旦停用或中断，势必发生酮症威胁生命，故必须长期终身替代补充；但2型或LADA患者当饮食及口服降糖药不能控制时，亦须长期补充胰岛素，以期较好控制症状及高血糖等。2型糖尿病患者待B细胞贮备功能渐恢复数月后，可逐渐减量，甚而恢复口服药与饮食治疗。采用胰岛素时必须严格控制进食量，以免发生肥胖，以致对胰岛素产生抵抗性；与营养不良有关的糖尿病，即3型；当产生糖尿病伴酮症酸中毒、非酮症性高渗昏迷、乳酸性酸中毒、重症感染、高热及消耗性疾病、急性应激状态如心肌梗死等；兼有外科病将行大手术前后，即使已使用口服药治疗者亦须改用胰岛素(或暂改用)，以防止酮症等并发症；妊娠期糖尿病或糖尿病病人妊娠及分娩前阶段和分娩期，以采用适量胰岛素为妥，不宜用口服降血糖药物；继发性糖尿病，特别是垂体性糖尿病、胰源性糖尿病；糖尿病病人伴严重肝病(如肝硬化、肝炎)、肾脏病伴肾功能衰竭，伴多数慢性并发症者(如眼底及肾脏病变、神经病变、脂肪肝、下肢坏疽等)和其他内分泌病均应采用胰岛素治疗。

2. 影响胰岛素治疗结果的因素

(1)年龄、体重、病情轻重与类型；

(2)胰岛素抗体;

(3)胰岛素拮抗激素分泌的多少;

(4)黎明现象;

(5)索莫基效应;

(6)胰岛素的纯度和混合胰岛素的作用;

(7)进食或少量体力活动;

(8)进食时间;

(9)胰岛素注射部位;

(10)精神因素。

3. 胰岛素制剂分类 根据胰岛素作用快慢及长短可分为3类,如表4-2所示。其中快效者包括正规胰岛素、锌结晶胰岛素、半慢胰岛素锌悬液,主要用于急救和重症糖尿病患者,三者可经皮下、肌肉或静脉注射;中效有低精蛋白锌胰岛素和珠蛋白锌胰岛素;长效为精蛋白锌胰岛素,中、长效胰岛素多用于轻度、中度糖尿病患者。但中效及长效者均不可静脉注射,仅可经皮下或肌肉注射。

正规胰岛素(RI)、锌结晶胰岛素(CZI)及珠蛋白胰岛素的ph值为3.0~3.8,其余为7.2,故与长效鱼精蛋白锌(PZI)或中效NPH联合应用时,由于ph值不同,混合后必须迅速使用,不可久留。NPH为RI 2份及PZI 1份的混合剂,为了适应病情需要,可将各种短效制剂与长效或中效制剂配合成各种联合制剂,如将RI或CZI与PZI混合后,由于PZI中多余的鱼精蛋白可吸附一部分RI或CZI,转化为长效或中效类,故RI与PZI之比为1∶1时则其作用近似PZI;如PI与PZI之比为2∶1,则其作用为NPH;如超过2∶1,则其作用类似CZI+NPH。CZI与PZI的混合剂可为任何比例,视病情需要而灵活掌握。CZI可与任何慢效或中效胰岛素混合成各种不同比例,但混合后不可久留。此种混合剂仅可给皮下或肌注,不可静脉注射。为了减少过敏反应,近年来已有高

表 4-2　各种胰岛素作用时间

作用类别	胰岛素类型	注射途径	胰岛素注射后作用时间(h)			注射时间
			开始	最强	持续	
快(短)	正规胰岛素(Regular insulin,RI)	皮下	1/2～1	2～4	6～8	餐前 1/2h,3～4次/天 适应证:酮症酸中毒
		静脉	即刻	1/2	2	
	锌结晶胰岛素(Crystalline zinc-insulin,CZI)	皮下	1/2～1	4～6	6～8	餐前 1/2h,3～4次/天 适应证:酮症酸中毒
		静脉	即刻	1/2	2	
	半慢胰岛素锌悬液(Semilente insulin)	皮下 静脉	即刻	2～6	12～16	餐前 1/2h,3～4次/天
中效	慢胰岛素锌悬液(Lente insulin)	皮下	2	6～12	18～24	早餐或加晚餐前1h,1～2次/天
	2∶1胰岛素混合剂(正规胰岛素2,鱼精蛋白锌胰岛素1)	皮下	4	12～16	24～36	同上
	中性鱼精蛋白锌胰岛素(NPH)	皮下	3～4	8～12	18～24	同上
慢(长)	特慢胰岛素锌悬液(Ultralente insulin)	皮下		16～18	30～36	早餐或晚餐前1h,1次/天
	鱼精蛋白锌胰岛素(Protamine Zinc insulin,PZI)	皮下	3～4	14～20	24～36	早餐或晚餐前1h,1次/天

注:①1. NPH 是 Neutral Protamine Hagedorn 之简称,每 100U 胰岛素中有 0.3～0.6mg 鱼精蛋白及 0.016～0.04mg 锌。

②慢胰岛素锌悬液中含有 30%半慢及 70%特慢胰岛素锌悬液。

③表中时间,仅供参考,因为胰岛素吸收、降解等受许多因素影响。

纯度的单峰纯制剂和极高纯度的单组分(monocomponent)制剂，胰岛素来自牛和猪胰岛素，通过半人工合成或遗传工程技术发展为人胰岛素，且已制成 pH 在 7.3 左右的中性制剂。目前临床应用的进口胰岛素中，actrapid HM(诺和灵 R)即是快效的人胰岛素；protaphane 和 monotard HM(诺和灵 N)是中效的人胰岛素；mixtard 30 HM(诺和灵 30R)是 30%短效和 70%中效人胰岛素的预混制剂，以免除临时配制的麻烦。

4. 胰岛素制剂选择、使用原则和治疗方案　选择合适的胰岛素制剂时必须密切结合病情，使能迅速而持久地消除血糖过高、糖尿、酮尿等代谢紊乱，避免低血糖反应，促进机体利用糖类，保证营养；使血糖、血浆胰岛素浓度波动于接近生理范围内，即除维持血糖与胰岛素于基础水平外，尚有餐后的高峰值，也不宜有高血糖而过度刺激 B 细胞而造成高胰岛素血症。一般原则如下：

(1)急需胰岛素治疗者用短效类，如糖尿病中酮症等各种急性并发症、急性感染、大手术前后、分娩前期及分娩期等。1 型或2 型重症糖尿病初治阶段剂量未明时，为了摸索剂量和治疗方案，应采用短效类于餐前 1/2 小时注射，每日 3～4 次，剂量视病情轻重、尿糖、血糖而定，一般用皮下或肌肉注射法，以模仿餐后胰岛素释放所致的血浆峰值。

(2)可采用长效制剂于早餐前注射或中效剂于晚 10 时睡前注射(同时进宵夜)以维持血浆胰岛素基础水平，并使次晨血糖(黎明现象)较好控制。

(3)为了减少注射次数可改用 PZI 及 RI 或 NPH 与 CZI 混合剂，每日早、晚餐前 2 次，此种混合剂中短效与长(中)效者的比值可灵活掌握，视血糖、尿糖控制需要而定。在制备混合剂时为了避免鱼精蛋白锌进入 RI 瓶内，应先抽取 RI，然后 PZI。

(4)如病情严重伴循环衰竭、皮下吸收不良者或有抗药性需极大剂量时，常使用正规胰岛素或 CZI 静脉滴注。

(5)采用高纯度新制剂时剂量应稍减小30%～50%左右。

(6)1型中血糖波动大不易控制者或2型中伴胰岛素抵抗性者,有时可试用与口服药联合治疗。

5. 胰岛素剂量 必须个性化。由于影响剂量的因素非常复杂,因此不能简化为公式计算。影响因素有:

(1)进食量。

(2)体力活动、运动,多肌肉运动者可酌减胰岛素需要量。

(3)精神情绪紧张状态使需要量增高。

(4)胰岛素制剂,牛和猪胰岛素较人胰岛素易于产生抗体,有抗体时剂量常须加大。

(5)许多药物有协同降血糖作用或拮抗性升糖作用,可影响剂量。

(6)胰岛素保管情况,夏季高温季节须4～10℃冷藏。

(7)各种并发症,如有高热、酮症酸中毒、化脓性感染、各种应激状态时受体亲和力下降,剂量须加大。

(8)肥胖及体重,脂肪细胞等受体数及亲和力常与血浆胰岛素成反比,肥胖者较不敏感剂量往往偏大,消瘦者较敏感,剂量偏小。

(9)其他内分泌病和妊娠,有脑垂体、肾上腺、甲状腺功能亢进者常须增加,妊娠末3个月时也常增加。

(10)肝肾功能状态,胰岛素主要在肝肾中代谢灭能,当肝肾功能衰竭时,灭能减弱,理论上胰岛素需要量可减少,但有时伴抵抗性而被抵消。

凡符合胰岛素应用适应证的1型和2型糖尿病患者,应在饮食治疗的基础上使用胰岛素。对2型糖尿病患者,可先选用中效胰岛素,每天早餐前皮下注射一次,初剂量0.2～0.3u/kg体重,或用速效和中效(1∶2)混合使用或Monotard 30HM予混制剂。根据尿糖和血糖测定结果,每隔5～6天参考前1～2天的剂量进行调节,直至取得满意控制。如早晨空腹血糖偏高,可每天注射中效胰岛素2次，早餐前剂量占全日总量的2/3，晚餐前剂量占1/3。也可采用速效和中效(1∶2)的混合剂晚期二次注射。对1型糖尿病患者，如仍未能满意控制病情时，可采用强化胰岛素治疗方案：

(1)早餐前注射速效与中效胰岛素，晚餐前注射速效胰岛素，夜宵前注射中效胰岛素。

(2)早、午、晚餐前注射速效胰岛素，夜宵前注射中效胰岛素。

(3)早餐与晚餐前注射速效和长效胰岛素，午餐前注射速效胰岛素，如凌晨三点有高血糖，则可在夜宵前加一次速效胰岛素。

强化胰岛素治疗或在2型糖尿病中应用胰岛素时，均要注意低血糖反应和低血糖后的反应性高血糖(Somogyi现象)。夜间以血糖仪多次监测血糖有助于发现无症状的低血糖反应和高血糖的原因。采用强化治疗须有自我血糖监测及密切观察，以便及时调整饮食和胰岛素剂量，严格控制高血糖，防止发生低血糖，以免因剂量过大发生肥胖。

胰岛素泵应用可调程序微型电子计算机控制速效胰岛素皮下输注的速度，模拟胰岛素持续基础分泌和进食时的脉冲式释放，均可通过设置计算机程序来控制，使血糖较强化治疗更接近生理水平，对某些1型患者可以使用。由于微型计算机的工艺以及专用的胰岛素制剂有待改进，在国内尚未广泛应用。

近来，又有胰岛素注射笔进入临床应用，匹配专用的胰岛素制剂，定量正确，注射方便，对老年患者和视力差的患者尤为方便。

6. 胰岛素反应　有全身及局部反应两类。

(1)全身反应

1)低血糖反应　最常见。多见于1型中脆性型或2型中重型，特别是消瘦者。一般由于体力活动运动太多，偶或饮食太少，减量、失时或剂量过大。症状有饥饿感、头晕、软弱、出汗、心悸，甚而出现神经症状，如定向失常、烦躁不安、语无伦次、哭笑无常，有时可更严重，甚而昏厥、抽搐、状似癫痫，昏迷不醒，以致死亡。治疗过程中应教会病人熟知此反应而随时提高警惕，及早摄食糕饼糖食或糖水以缓解，较重者应立即静脉注射50%葡萄糖40ml以上，继以静脉滴注10%葡萄糖水直至清醒状态；有时可先注胰高血糖素，每次皮下或肌肉注射1mg，如低血糖反应历时较久而严重者，还可采用氢化可的松，每次100～300mg于5%～10%葡萄糖水中静滴。当低血糖反应恢复后必须谨慎估计下次剂量，分析病情，以防再发。在多次低血糖症后由于刺激胰岛α细胞及肾上腺可发生反应性高血糖（Somogyi效应），由此常导致脆性型，必须尽量避免。

2）过敏反应　少数病人有过敏反应，如荨麻疹、血管神经性水肿、紫癜，极个别有过敏性休克。此种反应大致由于制剂中有杂质所致。轻者可治以抗组胺类药物，重者须调换高纯度制剂如单组分人胰岛素，由于其氨基酸序列与内源性胰岛素相同，且所含杂质极少，引起过敏极罕见。出现胰岛素过敏也可改用口服药。必需时还可采用小剂量多种胰岛素皮下注射脱敏处理。

3）胰岛素性水肿　糖尿病未控制前常有失水失钠，细胞中葡萄糖减少，控制后4～6日可发生水钠潴留而水肿，可能与胰岛素促进肾小管回吸收钠有关，称为胰岛素水肿。

4）屈光失常　胰岛素治疗过程中有时病人会感视力模糊，由于治疗时血糖迅速下降，影响晶状体及玻璃体内渗透压，使晶状体内水分逸出而屈光率下降，发生远视。但此属暂时性变化，一般随血糖浓度恢复正常而迅速消失，不致发生永久性改变。此种屈光突变多见于血糖波动较大的幼年型病者。

（2）局部反应

1）注射局部皮肤红肿、发热及皮下有小结节出现，多见于NPH或PZI初治期数周内，由于含有蛋白质等杂质所致，改变注射部位后可自行消失，不影响疗效。

2）皮下脂肪萎缩或增生，脂肪萎缩成凹陷性皮脂缺失，多见于女青年及小儿大腿、腹壁等注射部位；皮下组织增生成硬块，多见于男性臀部等注射部位，有时呈麻木刺痛，可影响吸收，须更换注射部位而保证治疗。

7. 胰岛素抗药性　很少数病者有胰岛素抗药性，每日胰岛素需要量超过200u，历时48小时以上，同时无酮症酸中毒及其他内分泌病引起的继发性糖尿病者，称为胰岛素抗药性。此组不包括肥胖、感染、肝病、血色病、白血病、类风湿性关节炎、脂肪萎缩性糖尿病等所致的抗药性。据近年来多方面研究，大多认为此种抗药性属胰岛素免疫反应，由于注射胰岛素后血液中产生抗胰岛素抗体，一般属IgG类，尤以牛胰岛素易于产生。因而，此处的胰岛素抗药性不要与病理生理中的胰岛素抵抗相混淆。

处理方案：

(1)改用单组分人胰岛素可明显减少抗体产生，缓解抗药性。

(2)试改用口服抗糖尿病药物及联合用药以确保疗效。

(3)在抗体浓度明显增高的患者，必要时可试服泼尼松，30～40mg/d，分3次服，大多也可于1～2周内使胰岛素剂量明显减少，见效后渐减，停泼尼松。治程中，须密切观察病情和血糖，以免在抗药性消退时发生反复严重的低血糖症。

胰腺部分移植及胰岛移植的研究已开始多年，前者国外开展较多，已试用于临床而初见成效；后者国外动物实验有较多成就，国内已试用于临床，但每例约需8～10个活胎儿胰脏，大都仅能减少胰岛素注射量，长期疗效尚待观察，排异反应等问题尚待解决。

(二)口服降糖药

对于大多数非胰岛素依赖型糖尿病患者，口服降血糖药物则有很好的治疗效果。此类药物的最大优点是免去了每天注射胰岛素的痛苦和不便，而被临床广泛应用。这类药物主要适用于轻、中度以及肥胖成年型糖尿病患者。但对有肝、肾功能损伤或障碍，有感染发热、酮症酸中毒、妊娠以及有心血管、神经和眼睛等明显合并症者，均不宜选用。口服抗糖尿病药物近年来有迅速的发展，从原有磺酰脲类(sulfonylurea)及双胍类(biguanide)外，已有第3类α-葡萄糖苷酶抑制剂(α-glucosidase inhibitor)供临床应用，第4类胰岛素增敏剂(insulin sensitizer)不久也将引入国内。至于第5类胰升糖素抑制剂(insulin antagonist inhibitor)和第6类糖异生作用抑制剂(gluconeogenesis inhibitor)则尚在实验和小量临床试用阶段，本节从略。

在上述抗糖尿病药物中，磺酰脲类药系降糖药，可以引起低血糖反应，而双胍类和α-葡萄糖苷酶抑制剂则不引起低血糖反应，被称为抗高血糖药物。

1. 磺酰脲类 此组药物有多种。第一代药物目前还常用者为甲苯磺丁脲(tolrutamide D-860)，氯磺丙脲(chlorpropamide)因其对肝脏的毒副反应和长效，容易发生低血糖而不宜选用。醋磺己脲(acetohexamide)和安拉磺脲(tolazamide)等在国内也少用。第二代药物有格列本脲(glibenclamide，优降糖、格列齐特(gliclazide，甲磺吡脲，达美康)、格列吡嗪(glipizide，吡磺环已脲，美吡达或优哒灵)、格列波脲(glibornuride)、格列喹酮(gliquidone，糖适平)等药，其剂量和作用时间见表4-3。目前国内较多选用达美康，美吡达和优降糖等第二代药物。糖适平的代谢产物主要自胆汁排泄，仅5%左右自肾脏排泄，故与其他磺酰脲类药物不同，也可用于合并轻度肾功能不全患者，但肾小球滤过率降至30%左右时应禁用。第一代药物中的D-860目前仍常采用。

在本类药物中优降糖作用快而强，降糖作用约为D-860的500～1 000倍，且其刺激胰岛素分泌作用较持续，临床上较易引致低血糖反应，虽停药后仍可断续出现，应引起注意，尤其在老年患者。D-860、达美康、美吡达和糖适平降糖作用较温和，达美康还对微血管病变有一定作用，这些药物均适用于老年患者。磺酰

表 4-3　常用口服抗糖尿病药分类及特性

药名			每片重量(mg)	剂量范围(mg/d)	药效时间(h)	服药次数(每日)	作用时间(h)		
							开始	最强	持续
磺酰脲类	第一代	甲苯磺丁脲(D-860)	500	500～3 000	6～8	2～3	0.5	4～6	6～12
		醋磺己脲	500	500～1 500	4～11	1～2	1～2	3	12～18
		妥拉脲	250	100～1 000	7	1～2	4～6	4～8	12～14
	第二代	格列本脲(优降糖)	2.5～5	2.5～20	10～15	1～2	0.5	2～6	16～24
		格列齐特(达美康)	80	80～240	12	1～2		5	12～24
		格列吡嗪(美吡达或优哒灵)	5	2.5～30	3～6	1～2	1	1.5～2	12～24
		格列喹酮(糖适平)	30	30～180		1～2			8
双胍类		苯乙福明(降糖灵)	25～50	25～100	6～7	1～3			
		甲福明(二甲双胍)	250	500～2000	5～6	2～3		2	3～4
α葡萄苷酶抑制剂		阿卡波糖(拜糖平)	50	100～300		2～3			

脲类药物治疗宜从小剂量开始，于早餐前半小时服用，根据血糖，参考尿糖，需要时每周增加剂量一次，可改为每日 2 次，直至取得效果。在病情较重者也可从每日 2 次服药开始。

原来已取得满意结果，数年后又渐趋失效而又无其他原因可以解释者，称为继发治疗失效。可以在原来用药的基础上联合其他类型的口服药，如二甲双胍或(和)拜糖平，或联合小剂量胰岛素治疗，以扬长补短，再次取得疗效。

磺酰脲类的降血糖作用机理可分胰内胰外两部分：

(1)胰内刺激 B 细胞释放胰岛素，证据是：①切胰动物及 1 型病者服此组药无效；②口服磺酰脲类后血浆胰岛素上升；③服药后 B 细胞中颗粒明显减少，且与胰岛素分泌量成正比；④此组药能刺激 B 细胞增生。磺酰脲类作用于 B 细胞膜上受体对 K^+ 逸出有抑制作用而加强去极化，从而促进 Ca^{2+} 经其 Ca^{2+} 通道而入细胞内，经 cAMP 激活磷化作用而促进已合成的胰岛素释放。对胰岛素释放第二时相无作用。

(2)胰外强化胰岛素与其受体结合促进糖的利用：实际和临床研究均提示，磺酰脲类可改善 2 型糖尿病患者的胰岛素受体及(或)受体后缺陷，从而增强靶组织细胞对胰岛素的敏感性。

此类药物的主要适应证是单用饮食治疗和适当运动锻炼仍不能获得良好控制的 2 型糖尿病患者；或每日胰岛素需要量在 30u 以下者；对胰岛素不敏感的患者可尝试联合此类药物。1 型患者以及合并严重感染，进行大手术或伴有肝肾功能不全的患者均不适用此类药物，糖适平对轻度肾功能不全患者可以在密切观察下试用。糖尿病合并妊娠者也不适用。

某些药物因减弱葡萄糖异生，或降低与血浆蛋白结合和改变其在肝、肾中代谢，可增强此类药物的降糖效应，如水杨酸制剂、磺胺药、氨基比林、利血平、β-肾上腺素能阻滞剂等。另一些药物因抑制胰岛素释放或拮抗后者的作用等，可降低此类药物的降糖作用。

在应用药物时，应注意其毒副反应，包括低血糖反应以及消化系统、造血系统、皮肤和其他方面的副反应。饮食不配合、运动过量、药物剂量过大易诱发低血糖反应，尤其多见于老年患者，并可能在停药后仍反复发生低血糖，持续 1～2 天。消化系统副作用有消化不良，恶心，胆汁郁积黄疸和肝功能损害。造血系统以白细胞减少相对较多见，少数有粒细胞缺乏、再生障碍性贫血、血小板减少等。皮肤表现有瘙痒和皮疹等过敏性反应。以上副作用虽属少见，一旦发生应认真处理，停药或作相应治疗。

2. 双胍类 临床应用者有苯乙福明(phenformin)和甲福明(metaformin)，见表 3-3。由于化学结构的特性，苯乙福明的毒副反应明显大于甲福明，有效剂量和副反应剂量甚接近，常有较明显的消化道症状，如厌食、恶心、呕吐、腹泻等，甚而可发生严重的乳酸性酸中毒，尤其在肝、肾和心、肺功能减退的患者中，故而临床上现已少用，在某些欧洲国家中甚至被禁用。甲福明的副反应明显低于苯乙福明，只要严格掌握其适应证和禁忌证，注意剂量不要过大，发生乳酸性酸中毒的机会极少，仅有胃部不适、厌食、腹泻和皮疹，采用餐后或进餐中间服药，可以减轻消化道副反应，因而近年来又重被接受，广泛用于临床，获得了良好效果。

双胍类药物适应证：轻型，尤其是肥胖型 2 型糖尿病，经饮食和运动治疗，效果不满意者；需减肥的患者可列为首选药物；同类药物效果不理想者，可联用本类药物；1 型糖尿病患者在用胰岛素治疗过程中，血糖波动大的患者可联合应用此类药物，对 IGT 的患者可用以防止其发展成糖尿病。

禁忌证：凡 1 型糖尿病必须用胰岛素治疗者，特别是有酮症、重症感染、创伤、高热、手术、妊娠晚期及分娩期。慢性胃肠病、慢性腹泻、消瘦、营养不良等情况者，不宜用双胍类；凡有肝肾功能濒于衰竭、心肺功能衰竭、心肌梗死、失水失血等低血容量性休克、酒精中毒者，不宜用此组药物，以免诱发乳酸性酸中毒。

双胍类的作用机理：对正常人并无降血糖作用，故单独应用不会引起低血糖反应；双胍类对胰岛素分泌并无刺激作用，故不引起高胰岛素血症；促进肌肉等外周组织摄取葡萄糖，加速无氧糖酵解；可能有促进受体后效应和葡萄糖运载体的作用；可能有抑制葡萄糖异生作用和延缓糖在肠道的吸收；有减轻体重的作用。

3. α-葡糖苷酶抑制剂 主要通过竞争抑制小肠黏膜内膜内的α-葡糖苷酶，延迟蔗糖、糊精、麦芽糖等多糖分解为单糖并在肠道的吸收，因此主要降低餐后高血糖和缓解高胰岛素血症。本类药物被应用者为阿卡波糖(acarbose，拜糖平)和 miglitol 等，目前常用者为拜糖平(见表 3-3)。本药经国内试用证实适用于轻、中度 2 型糖尿病，可单独应用，在较重度者中可与其他口服药或胰岛素联合使用；在糖耐量异常对象中也可用拜糖平干预处理。临床应用时注意自小剂量开始，如 50mg 2～3 次/d，以后渐增至 100mg 每日 3 次，可以减轻副反应；服药时要和第一口食物同时摄入，才能发挥效果。

本类药物主要副反应为胀气，鼓肠和轻泻，小剂量开始用药可减轻，用药中且可适应。

原来已有胃肠道疾病和合并妊娠的糖尿病患者不宜应用本药。

4. 口服药中的胰岛素增敏剂 如 troglitazone(CSO 45)，国外已有临床报道，对胰岛素抵抗的肥胖型糖耐量减退者，可降低胰岛素抵抗和改善糖耐量。剂量为 200mg 每日 2 次。

三、口服降糖药的选择

(一)首次确诊的糖尿病患者口服降糖药的选择

若病人首次确诊时有典型的多饮、多尿及体重减轻的症状，不妨先试用单纯饮食治疗。若无酮尿，可立即开始使用口服 SU 类降糖药，同时配合饮食控制。

若病人首次确诊后没有症状或症状很轻者，可先进行单纯饮食治疗 1 个月，此时医护人员对病人进行教育，使病人了解糖尿病的基本知识及饮食控制的重要性，能自觉地与医生配合。此段时间也可配合运动锻炼，尤其是肥胖病人更应以运动减轻体重。

1. 非肥胖型非胰岛素依赖性糖尿病(NIDDM)病人 于单纯饮食治疗 1 个月后，若空腹血糖仍＞11.1mmol/L(200mg/dl)者，可开始给予磺脲类药物治疗。初次剂量应根据有无症状及血糖情况确定。若无糖尿病症状空腹血糖＜11.1mmol/L 者，初次剂量：D860 0.5g/d，或优降糖 1.25mg/d，或达美康 40mg/d，或吡磺环已脲 2.5mg/d；若无糖尿病症状空腹血糖＞11.1mmol/L 者，上述剂量加倍，即 D860 1g/d 或优降糖 2.5mg/d，或达美康 80mg/d，或吡磺环已脲 5mg/d，治疗 1 周仍控制不满意，应快速增加剂量；若有典型的糖尿病症状，一般血糖多＞13.9mmol/L(250mg/dl)，应选用降糖作用强的药物且剂量要增大，优降糖 7.5～15mg/d，或吡磺环已脲 30mg/d。

2. 肥胖型非胰岛素依赖性糖尿病(NIDDM)病人 经饮食治疗 1 个月后，若空腹血糖＞11.1mmol/L 者可开始服用双胍类药或拜糖平，经治 2 周空腹血糖仍＞11.1mmol/L 者可加服磺脲类药；肥胖型 NIDDM 病人，经饮食治疗 1 个月后，若空腹血糖＞16.7mmol/L(300mg/dl)者，应开始服用磺脲类药治疗，用药 7～10 天，若血糖下降不显著，则加服双胍类药或拜糖平。

(二)治疗过程中如何调整口服降糖药

1. 调整更换或联合应用口服降糖药的指标 实验已证明空腹血糖＜11.1mmol/L 时，基础胰岛素水平与正常人、糖耐量低减者没有明显区别；餐后胰岛素分泌虽有下降，但不低于正常人餐后胰岛素分泌的50%，说明此时胰岛素功能尚可，不易产生酮症，可饮食控制治疗，此时若不先单纯饮食控制，而立即加用SU类降糖药容易发生低血糖。空腹血糖＞11.1mmol/L时，餐后胰岛素水平明显下降；空腹血糖＞19.4mmol/L(350mg/dl)时，餐后胰岛素与其基础胰岛素水平没有明显区别，很容易产生酮症，或转入非酮性高渗昏迷，必须用胰岛素治疗。依据上述结果，一般认为调整更换或联合应用口服降糖药物的指标是：

(1)空腹血糖＜11.1mmol/L；

(2)餐后2小时血糖＜11.1mmol/L。

治疗过程中首先要求空腹血糖＜11.1mmol/L，当达到这个指标后，就设法达到第二个指标，即餐后2小时血糖＜11.1mmol/L。若单纯控制饮食1个月后仍达不到上述指标者，应加口服降糖药；若服用一种口服降糖药已达最大剂量且饮食严格控制仍未达到上述两个指标者，可两种口服降糖药联合应用。若达到上述两个指标后，要设法进一步调整药物、饮食及运动量，使血糖降至正常或接近正常水平。

2. 无症状NIDDM降血糖药的调整 非肥胖型NIDDM和肥胖型NIDDM均应先使空腹血糖＜11.1mmol/L，再使餐后2小时血糖＜11.1mmol/L。当药物加至最大剂量而未达到以上两个指标时，则需加服或改用其他降糖药。若从最大量磺脲类药再需增加双胍类药或拜糖平时，则后者需从小量开始，逐渐增至最大量；反之，若从最大量双胍类药再需增加磺脲类药或拜糖平时，也需从小量开始，逐渐增至最大量。若已联合用药，空腹血糖＜11.1mmol/L，但餐后2小时血糖未达到上述指标，一般先不考虑改用胰岛素治疗，可调整饮食及增加体力活动，进粗纤维食物及少食多餐等方法，使餐后血糖下降。当病情控制满意后，对采用二种药物可减少一种；采用一种药物者可以不用，根据病人情况进行反复调节。

3. 有严重症状无酮症 NIDDM 降血糖药的选择 对于以下情况：①体重明显减轻、消瘦；②无明显消瘦、不胖，用最大量磺脲类药治疗 1 周症状未好转；③空腹血糖＞19.4mmol/L 时；④如体胖或不瘦，一般情况良好、胸透及血、尿常规阴性，可用 SU 类最大量的 1/2 开始，1 周后无好转，速加药至最大量，1 周后仍无好转者；⑤若服用最大剂量 SU 类药 1 周后，病情好转，再观察 1～2 周，若未见进一步好转，仍有显著症状者。以上均用胰岛素治疗。若症状好转，多饮多尿症状逐渐消失，而空腹血糖＞11.1mmol/L 时，可加服双胍类药或拜糖平，再按无症状 NIDDM 处理。

（三）老年人口服降糖药物的选择

糖尿病病人选用哪一种药物，一方面要根据患者病情区别对待，不可根据某一糖尿病人的情况，照方套用；另一方面一定要在医生指导下用药，病人自己决不可以随意滥用。对于老年人糖尿病应用口服降糖药时最怕出现低血糖反应，因老年糖尿病人出现低血糖反应易引起心肌梗死及脑血管意外。因此老年人在选择口服降糖药时应注意以下几点：

1. 65 岁以上的糖尿病患者一般不用双胍类药，以免产生乳酸酸中毒；可服用拜糖平 100～300mg/d。65 岁以下病人，肝肾功能正常，无缺氧性心肺疾病者可用降糖片治疗，每日总量不超过 0.75～1.0g，并密切观察有无酮尿，有条件者应定期检查血乳酸，若出现酮尿或血乳酸升高应立即停药。对于肥胖的 2 型糖尿病患者来说，应首先考虑选用双胍类药物，如二甲双胍（格华止）。对于严重贫血、肝肾功能不全的病人不能选择双胍类药物，以免增加出现副作用的危险。

2. 老年人应用磺脲类药应从小量开始，国内多用 D860，国外多采用第二代磺脲类药，如糖适平、优降糖、达美康、吡磺环己脲等，其中优降糖、吡磺环己脲均有很强的降糖作用，尤其是优降糖，老年人应慎用,以免发生低血糖。糖适平降糖作用缓和,较大剂量时也不易出现低血糖反应,最适合老年人服用。由于磺脲类药物和胰岛素能促进血糖的转化吸收,有一定的增加体重的功效,因此体型偏瘦的患者可选用磺脲类药物或其他降糖药合用胰岛素进行治疗。肥胖同时也是心血管疾病的危险因素之一,肥胖患者比体重正常者更容易并发其他心血管疾病,如高血压、高脂血症、冠心病等。因此,肥胖的糖尿病患者不宜选用。对于磺脲类和格列奈类促进胰岛素分泌的药物来说,如果患者有严重肝肾功能不全、糖尿病急慢性并发症或者处于妊娠期、哺乳期时,应严禁服用。

3. 老年糖尿病患者初次就诊时空腹血糖≥19.4mmol/L,尿酮体阴性,而且无症状,重复一次检查仍是如此,应立即用胰岛素治疗,争取在短期治疗后改用口服降糖药。

4. 在2型糖尿病患者中,与进食相关的胰岛素分泌受损,导致餐后长时间高血糖,使这些患者心血管并发症的危险性增加,目前刺激胰岛B细胞分泌胰岛素的治疗并不是特异性地针对餐后胰岛素分泌缺陷。现治疗方案对空腹及餐后的胰岛素均有刺激作用。诺和龙是一种快速作用的以B细胞为介导的餐时血糖调节剂,其作用短,当在餐前服用时,仅在进餐时刺激胰岛素分泌,避免了在空腹期间对B细胞的不必要刺激,因此诺和龙与其他的促胰岛素分泌剂不同,它仅在进餐时刺激胰岛素的分泌,这与在健康人群中生理性胰岛素分泌模式非常符合,采用“进餐服药,不进餐不服药”的给药方式,服用诺和龙可改善餐后及空腹血糖控制,而且餐时血糖调节剂可以产生持久的血糖水平改善,进餐前服用诺和龙能灵活适应患者的进餐习惯,当错过一次进餐或进餐延迟时,可避免低血糖的发生,并且如果患者加餐,也可控制血糖。

(四)口服降糖药的联合应用

根据国内外对糖尿病药物治疗的最新认识:控制血糖不是治

疗糖尿病的惟一目标，更重要的是要保护和改善胰岛 B 细胞的功能，防止或减少糖尿病的各种并发症。以往在使用降糖药物时，往往是先用一种药物“单打独斗”，直至用到最大剂量血糖仍然下不来，才被迫采取“联合作战”。目前认为，这种不得已而为之的被动式“联合用药”不利于对患者胰岛 B 细胞功能的早期保护，不利于血糖的长期控制达标，不利于防治糖尿病的各种并发症。因此，现在主张采取积极主动的早期联合用药。

1. 早期联合用药的好处

(1)联合用药可使每单药的用药剂量减少，避免了因用药剂量过大带来的副作用。

(2)将作用机制不同的药物联用，它们彼此可以取长补短，提高降糖作用，减轻或抵消负作用。

(3)有助于减轻胰岛素抵抗，保护和改善胰岛 B 细胞的功能。

(4)有助于延缓胰岛功能的衰退，防止“口服降糖药继发性失效”，有助于长期保持对血糖的良好控制。

(5)纠正糖代谢紊乱，延缓或减少慢性并发症的发生和发展。

2. 联合治疗的时机 并非所有糖尿病患者一开始用药就采用联合疗法，这要根据患者的具体病情(如病情严重程度、肥胖与否，以及是否存在高胰岛素血症等)来确定。如果血糖只是轻度升高，开始时可给予常规剂量(相当于最大允许剂量的一半)的单一药物治疗；当患者血糖较高，估计单用一种药物很难使血糖控制良好时，可以一上来就采用联合疗法甚至加用胰岛素治疗。一般主张，当常规剂量的单一药物不能使血糖得到满意控制时，就应及早采取联合用药，不要等到单一药物用至最大剂量无效时再考虑联合用药。

3. 联合用药的原则

(1)作用机理相同的同一类药物不得联用，否则非但不会使药效增加，反而会增加药物的副作用。

(2)一般联合应用 2 种药物,最多可用 3 种药物。若还不能使血糖得到满意控制,就应及时加用胰岛素治疗。

(3)在联合治疗时,要同时兼顾“价效因素”,尽量减轻糖尿病患者的经济负担。

(4)目前除了不主张磺脲类和格列奈类药物联用外,其他各类降糖药物之间均可联合应用。

四、高血压合并糖尿病的用药

糖尿病患者发生心血管疾病(包括大血管病变,如脑梗死、冠心病;小血管病变,如脑小血管腔隙性梗死,视网膜病变及肾功能减退等)比非糖尿病患者约高 3 倍。糖尿病患者容易发生血管病变的机制是复杂的,最主要的是血糖升高引起一系列代谢紊乱所造成的,糖尿病患者引发高血压比非糖尿病患者多 1.5～2 倍。当糖尿病与高血压并存时,心血管疾病的死亡率明显增加。因此,高血压伴糖尿病的病人血压应当降到比一般高血压病患者更低的水平。糖尿病患者若血压达到 130/85mmHg 时,就应该用非药物治疗(运动、戒烟、减肥、节制饮酒、限盐、调整饮食结构等)。3 个月后如血压仍未降至 130/85mmHg,则需服降压药物治疗。一般来说,可以选用下列药物治疗。

1. 血管紧张素转换酶抑制剂 为首选药物。如卡托普利(开搏通)、依那普利(悦宁定)、苯那普利(洛汀新)、西拉普利(一平苏)、培哚普利(雅施达)、雷米普利(瑞泰)和福辛普利(蒙诺)等。因为这些药物都能延缓糖尿病合并高血压病患者肾功能减退及视网膜病变的进展,还能减轻血压正常的糖尿病患者进行透析的危险性。对平时血压正常的糖尿病患者,如出现下列情况也应及早服用转换酶抑制剂:如运动后血压异常升高;运动后蛋白尿明显增加;平时已有微量蛋白尿的糖尿病患者,宜尽早服用雷米普利等转换酶抑制剂。因为经研究证实,这些药物具有与降压无关的保护心、脑、肾、血管的作用。但常有咽痒、干咳的不良反应。但严重肾功能减退的高血压病患者要减量慎用或不用。

2. 血管紧张素Ⅱ受体拮抗剂　如服用转换酶抑制剂后干咳不能耐受的合并糖尿病的高血压患者，可换用血管紧张素Ⅱ受体拮抗剂，如氯沙坦(科素亚)、缬沙坦(代文丁、安博维等来代替)。这类药很少有干咳的副作用。

3. α_1 受体阻滞剂　对糖耐量异常、肥胖及伴Ⅱ型糖尿病的高血压患者是较好的降压药，如哌唑嗪(脉宁平)、特拉唑嗪(高特灵)和多沙唑嗪(喹唑嗪)等，但容易发生体位性低血压。首剂服用应在临睡前半量口服，并应注意尽量避免夜间起床，以防意外。

4. 利尿药　过去认为噻嗪类利尿药，如氢氯噻嗪(双氢克尿噻)对血糖、血脂、胰岛素敏感性等有代谢不良反应，不宜应用。目前经研究发现，小剂量噻嗪类利尿药(如双氢克尿噻每日 6.25～12.5mg)的应用，可降低高血压合并糖尿病患者心血管意外的发生率。但有痛风的患者应禁用。另外，还有一种新型的有利尿和钙拮抗作用的利尿降压药，称为吲达帕胺(寿比山)，对血糖、血脂无影响，适用于高血压合并糖尿病的患者。

5. β-受体阻滞药　特别是非选择性 β-受体阻滞药如普萘洛尔等，可导致内源性胰岛素分泌障碍，且能掩盖低血糖的临床征象，因此，应慎用或不用。

对于糖尿病性高血压患者，血管紧张素转换酶(ACE)抑制剂卡托普利，预防心血管事件发生的作用优于利尿剂和 β-受体阻断剂。

芬兰 Kuopio 大学的 Leo Niskanen 博士及其同事选取 10 985 例舒张压大于或等于 100mmHg 的患者，然后随机分为给予卡托普利和利尿剂或 β-受体阻断剂组，其中 572 例病人患有糖尿病。

结果发现，对于糖尿病患者，致死性或非致死性心肌梗死、中风和其他心血管病死亡的初级终点事件，在卡托普利组明显低于利尿剂或β-受体阻断剂组(相对危险率为0.59,P=0.018)。

研究人员指出,与利尿剂或β-受体阻断剂组相比,卡托普利组因各种原因而出现的死亡事件较少(相对危险率为0.54,P=0.034)。但是两组中风的发生未见差异(相对危险率为1.02,P=0.959)。而且,对于代谢控制功能受损的患者,卡托普利最为有效。

Niskanen博士认为,血管紧张素转换酶抑制剂显然可以作为糖尿病性高血压患者的首选药物,尤其是其同时存在代谢功能障碍。但是,鉴于糖尿病患者血压升高应积极治疗,因此通常需要采用多种药物治疗方案来达到理想的效果。

五、口服降糖药的副作用及其规避

由于糖尿病患者需要终身服药,很多患者对长期服药的副作用很担心。那么,各种不同类型的糖尿病口服药都有哪些副作用呢?

1. 促胰岛素分泌类药会致低血糖 目前应用比较多的降糖药物主要有五类:促进胰岛素分泌的磺脲类和格列奈类,增加胰岛素敏感性的双胍类、α糖苷酶抑制剂类和胰岛素增敏剂类。严格来说,各类药物都有不同的不良反应。

磺脲类和格列奈类促进胰岛素分泌药物的不良反应主要是低血糖,吃药后会出现心慌、出汗、有饥饿感症状,严重者甚至会出现意识障碍,有时也会出现皮疹等过敏反应,以及肝肾功能损害。相对而言,格列奈类药物出现低血糖的几率比较低,副作用也相对小一些。

2. 胰岛素增敏类药物多有胃肠道反应 增加胰岛素敏感性类药物,双胍类主要是胃肠道反应(患者服药后会有恶心、食欲不振的现象)以及乳酸酸中毒(服用降糖灵后,患者会出现乏力、意识障碍,甚至昏迷的症状),还有一部分病人会有肝肾功能损害和过敏性反应，以及大细胞性贫血反应。

α-葡萄糖苷酶抑制剂宜与第一口饭同时服用，这类新型口服降糖药目前有阿卡波糖(拜糖平)、伏格利波糖和米格列醇3种，其特点是可在小肠内竞争性抑制糖甙水解酶，减少碳水化合物分解为葡萄糖，并能延迟小肠中葡萄糖的吸收，从而使饭后血糖升高的幅度下降。因此，只有与第一口饭同服才能产生治疗效果。餐后血糖升高控制不好的患者，可选用α-葡萄糖苷酶抑制剂。由于该类药可使碳水化合物消化吸收延迟，在肠道停留时间增加，经细菌酵解产气增多，部分病人可发生腹胀、腹痛、腹泻等不良反应。

α-葡萄糖苷酶抑制剂是通过延缓葡萄糖的吸收从而达到降低血糖的目的，由于自身不吸收，对全身的副作用就相对小一些，其最主要的副作用是胃肠道反应，患者服药后会有腹胀、腹痛、腹泻和肠排气过多等现象，有报道说个别患者会引起严重的肝损害，但是临床上还比较少见。

而胰岛素增敏剂是通过增加胰岛素的敏感性来降低血糖，最大的副作用是肝损害以及增加血容量，从而加重心脏负担。

副作用的规避：

1. 选择适当服药时间和方式 对于磺脲类和格列奈类促进胰岛素分泌的药物来说，如果患者有严重肝肾功能不全、糖尿病急慢性并发症或者处于妊娠期、哺乳期时，应严禁服用。

磺脲类降血糖药的主要作用是通过刺激胰岛B细胞释放胰岛素，以及抑制胰岛α细胞分泌高血糖素，从而使血糖下降。因磺脲类降糖药经口服吸收后需要一定时间来刺激胰岛B细胞分泌胰岛素后，才能发挥降血糖作用，所以在饭前30分钟服用为宜。同时，服用磺脲类药物时，如果在正常剂量的情况下，血糖控制仍不好，不应盲目加量。服药时要避免两种磺脲类药物联合应用，否则会增加药物的副作用。

双胍类宜饭后服用，双脲类降糖药主要有苯乙双胍(降糖灵)

和二甲双胍(苯甲福明)两种。它们是通过促使肌肉等外周组织对葡萄糖的利用起到降低血糖的效果,对肥胖的糖尿病患者尤为适合。由于盐酸盐制剂可对胃肠道产生不良刺激,双胍类药物应在饭中或饭后服用,以降低消化道反应。对于严重贫血、肝肾功能不全的病人不能选择双胍类药物,以免增加出现副作用的危险。α-葡萄糖苷酶抑制剂需要同第一口饭一起嚼服,以达到药物的最佳疗效。同时,此类药物有碳水化合物依赖性,服用时要注意适量碳水化合物的摄入。对于患有胃肠道、肾功能不全以及处于妊娠期、哺乳期的患者,应禁止服用。而对于胰岛素增敏剂,肝肾功能不全和心脏功能不全的患者要慎用。

2. 定期检查肝功、血象和血糖 由于降糖药大多要在肝脏内代谢,然后通过肾脏排泄,因此会大大增加病人的肝肾负担。

虽然,目前应用的药物都已经通过了大量临床验证,肝肾功能无损伤的患者在常规用药范围内服用,一般不会对肝肾功能造成损害。但是,由于个体差异性的存在,糖尿病患者还是要1～2个月检查一次血象和肝肾功能,一旦出现问题就要及时停药并进行保肝治疗,改用胰岛素治疗糖尿病。同时,为了更好地达到用药效果,减少药物的毒副作用,最好采用不同作用机理的药物联合应用。

3. 服药期间的注意事项

(1)糖尿病人用药后不可突然中断,否则会使接近稳定的病情恶化,甚至会出现酮症酸中毒。

(2)服用甲磺丁胺、氯磺丙脲等药物期间不能饮酒,否则会出现“戒酒硫样作用”(又叫乙醛蓄积综合征)。

(3)服药期间,如同时服用磺胺药、阿司匹林、保泰松、抗甲状腺药物单胺氧化酶抑制剂、白得安等,均应减少降血糖药物的剂量,因为它们能增强降糖药物的作用,易引起低血搪,甚至会发生低血糖休克。

(4)用法用量要遵医嘱,不可时高时低、擅自加量或减量,否则会因用量不当而影响疗效。

(5)有少数病人开始服用某一种降糖药效果良好,但用一段时间后效果就不那么好了,这是因为病人对药物产生了耐受性。在这种情况下,应更换其他药物。

第三节 其他疗法

一、心理治疗

糖尿病患者得知自己患糖尿病后,往往产生以下压力:

1. 对疾病的误解所产生的压力 认为糖尿病会传染给自己的家人,遗传给子女,认为糖尿病是一种绝症等,从而有可能放弃对疾病的治疗,甚至丧失生活的信心。

2. 疾病治疗所产生的压力 尽管在被确诊后非常热衷于对该疾病的了解与研究,但由于医学知识和个人理解能力的差异,一下子往往不能领会,但有时会凭自己的理解去改变医师的治疗方案或干扰医师的治疗。

3. 生活压力 成年糖尿病患者因病可能会导致婚姻关系紧张,影响家庭成员之间的和睦。儿童糖尿病患者因羞于让同伴知道自身的病情,在外出或集体活动时不吃药、不注射胰岛素、不做血糖监测、不控制饮食和运动量等。

4. 初发的糖尿病患者在得知需要改变其生活习惯,包括饮食、运动及各种日常生活时,会产生情绪波动。

5. 长期血糖控制不佳的糖尿病患者,尤其是出现慢性并发症、终日被病痛折磨者,更容易引起情绪多变。

糖尿病的发病因素是综合性的,与生活方式、行为及社会心理关系密切,病情呈渐进性。所以,糖尿病的治疗强调综合治疗,其中教育是基础，医务人员、家人和朋友、患者自己以及社会共同配合控制代谢紊乱是关键。糖尿病患者在配合治疗过程中要做到以下几点：

1. 要有高尚情操，热爱工作，热爱生活，培养兴趣，乐以忘忧。

2. 正确对待疾病，人难免要生病，对待疾病要持有既来之则安之，无病防备，有病早治的心态。正视现实，学习糖尿病的知识，消除不必要的顾虑和紧张。

3. 依靠团队，互帮互爱 参加各种组织或糖尿病患者的互帮组织，以获得相互支持；开展有益身心健康的文学、艺术及体育活动，有利于消除精神紧张，培养良好的情绪。

二、激光治疗法

激光于20世纪60年代诞生于美国，它是一种有高能量、高强度以及高方向性的新型人工光源。人的眼球特别适合于采用激光治疗。激光可以很容易地通过散大的瞳孔进入眼内组织，糖尿病性视网膜病变使用激光治疗的目的，是封闭视网膜那些易出血的新生血管，并破坏眼底刺激新生血管生成的物质，使新生血管的生成减少，同时也可使已生成的新生血管退化。这样可以使相对缺氧的视网膜组织因被激光破坏后视网膜耗氧减少，存留的视网膜组织缺氧状态得到缓解，且不再产生新生血管。特别是增生性病变或部分有无灌注区的非增生性病变，应尽早行视网膜激光光凝治疗，必要时行全视网膜光凝，如发生增生性视网膜病变，出现玻璃体出血长时间不吸收、牵拉性视网膜脱离，特别是新发生的黄斑部脱离，应及早行玻璃体切除术，术中行全视网膜光凝治疗。大多数患眼经治疗后，可长期处于稳定状态，病变不再进展，这种作用绝非药物所能取代。激光治疗可以在门诊进行，简单方便，效果可靠。

1. 激光治疗的依据 糖尿病性视网膜病变研究（DRS）发现：

弥散性(全视网膜)激光治疗能够降低增殖型糖尿病性视网膜病变所致视力丧失的危险,未进行激光治疗的病眼出现严重视力丧失(即最佳分辨力 5/200 或更坏)高达 15.9%,而激光治疗的病眼近 6.4%。出现视网膜高危特征(主要指视盘新生血管形成或玻璃体出血伴有任何视网膜新生血管形成)的患者,激光治疗效果最好。未接受激光治疗的对照组患者发生严重视力丧失高达 26%,而激光治疗组仅近 11%。

糖尿病性视网膜病变早期治疗研究(ETDRS)显示,病眼出现黄斑水肿伴有临床表现者接受局部激光光凝治疗的疗效确切。出现临床表现的黄斑水肿患者经过 2 年观察发现,未治疗的病眼出现双视角(例如 20/50 到 20/100)者达到 20%,而激光治疗的病眼仅 8%。如果能够坚持严密随访,轻中度非增殖型糖尿病性视网膜病的病眼,不必进行弥散激光光凝治疗。如果病变进展,弥散激光光凝治疗应该考虑;如果病眼达到高危增生期,应尽快行弥散光凝治疗。对于老年人出现严重非增殖型糖尿病性视网膜病变,或者"亚高危"增殖型糖尿病性视网膜病变的患者,这种较早期病变应用激光光凝治疗后,严重视力丧失和玻璃体切割术能够减少约 50%。

DRS 和 ETDRS 这两项重大研究均显示,激光光凝手术能够减少视力进一步丧失,但是通常不能逆转已经丧失的视力。增殖型糖尿病性视网膜病变或黄斑水肿可能并无临床症状,而进行激光光凝防治有明显效果,因此强调实施糖尿病视网膜筛查。

2. 激光治疗的作用

激光可以封闭视网膜血管或微血管瘤的渗漏。大体上说,具有以下几个方面的作用:

(1)光凝破坏视网膜毛细血管闭塞引起的缺氧区域,减少或清除新生血管生长因子的合成和释放。

(2)光凝破坏外层视网膜富含线粒体的光感受器和 RPE 细

胞，降低其新陈代谢水平，使原来供给外层视网膜来自脉络膜的氧，转而向视网膜内层扩散，缓解视网膜的缺氧状态。

(3)光凝后形成瘢痕，使视网膜变薄，氧的扩散会更容易。

(4)光凝可以提高内层视网膜的氧分压，改善视网膜缺氧，使异常的视网膜血液动力学状态得到纠正。

(5)光凝可以减少血管渗漏，减轻视网膜水肿。

(6)光凝后的 RPE 细胞能产生一种生化因子，有利于内皮细胞的修复。

(7)光凝后的 RPE 细胞由于局部视网膜结构和 RPE 细胞形态的改变，能释放一种或多种介质—新生血管抑制物增多，扩散到周围视网膜和玻璃体内，抑制新生血管的形成。

3. 激光治疗的原则 大致来说包括下面几个内容：

(1)局部视网膜光凝，可有效推迟或减轻黄斑水肿引起的视力下降。

(2)应当注意，除非高危因素出现，全视网膜光凝术(PRP，pan-retinal photocoagulationg)并不用于治疗糖尿病视网膜病变的黄斑水肿，因为 PRP 可以加重黄斑水肿。

(3)尽管 PRP 可以延缓严重的非增殖性糖尿病视网膜病变高危因素发生，但早期或晚期 PRP 对于严重的非增殖性糖尿病视网膜病变和增殖性糖尿病视网膜病变(PDR)，5 年后的视力减退情况并没有明显差异。

(4)假如一眼同时有黄斑水肿和高危因素，应先行治疗黄斑水肿，然后再行 PRP。

(5)对于 PRP 后高危因素仍然不消退者，应尽早行玻璃体切割手术。

4. 激光治疗的适应证 众所周知，糖尿病视网膜病变晚期，无论采用什么方法治疗，都难以恢复理想的视功能。虽然光凝治疗对视功能有负面的影响，但视网膜光凝对挽救和维持患者的有用视力是非常有效的，况且这种治疗的风险是很低的。高危的糖尿病视网膜病变是导致视力严重下降的主要原因，糖尿病视网膜病变的高危征象包括：视盘新生血管以及任何与玻璃体出血有关的其他部位的视网膜新生血管。由于玻璃体出血会妨碍激光治疗，因此全视网膜光凝应在此出现之前或发现有高危征象时立即进行。对于非增殖性糖尿病视网膜病变，视网膜光凝用于治疗黄斑水肿或渗出。黄斑光凝的方法有局部光凝治疗黄斑局部水肿和播散性光凝（格子样光凝）治疗黄斑弥漫性黄斑水肿。增殖性糖尿病视网膜病变最主要的病变是新生血管增殖及其所致的并发症。PRP 可改善其自然病程，明显降低视力丧失的比例，可降低约 60%。PRP 的目的为促使已有的新生血管退缩，预防以后再生新的新生血管。

5. 积极解除对激光治疗不利的复杂因素　糖尿病患者除视网膜病变外，往往伴随有白内障。白内障不仅影响视力，同时影响眼底的观察和激光治疗。对于成熟或近成熟期的白内障，毫无疑问要先做白内障手术，再治疗眼底病变。对于眼底病变较重，白内障程度虽较重但尚能进行眼底光凝治疗的，可以先行氪红激光治疗，再尽快摘除白内障，这样更安全，因为白内障手术可能加重眼底病变。另外，对于玻璃体出血或严重混浊的糖尿病患者，应积极地行玻璃体切除手术，而不要等待出血的自行吸收再做激光治疗。虽然玻璃体手术会有一定的风险，但目前这种手术已经很成熟，再加上糖尿病的玻璃体出血往往吸收缓慢，等待可能会发生更严重的视网膜病变而错失治疗时机。况且玻璃体切除手术本身有助于黄斑水肿的消退，并可直接进行眼内视网膜光凝。

6. 积极预防和处理激光治疗的并发症　激光治疗的并发症有：葡萄薄膜炎、黄斑水肿、渗出性网脱，以及继发房角关闭的前房变浅。最常见的并发症是黄斑水肿的加重，视力减退。全视网膜光凝之前或同时行黄斑光凝，可以减少这种并发症的发生，另外，一次使用能量不要过高，分次间隔较长时间完成也可有效防止这些并发症。新生血管破裂出血，特别是视盘的新生血管破裂较常见且较严重，对玻璃体出血较轻者，可改用氪红激光或半导体激光继续治疗。不当的光凝还会造成玻璃体的浓缩和增殖，促进增殖性视网膜病变的形成。出现这些情况，需要玻璃体手术和眼内光凝。

7. 积极主动地随访随诊是成功治疗的有效保证 糖尿病视网膜病变受多种因素的影响，血糖的控制情况至关重要。激光光凝是一重要的干预因素，但成功的治疗需要与血糖的控制、其他辅助的药物治疗相配合，其治疗效果需要在不断的观察中确认和调整，因此，病人的主动随诊或医生的积极随访非常重要。一般激光治疗后 4 周，如果仍看不到色素斑出现，则表明光凝能量不足，应重新光凝。全视网膜光凝后 4～6 周应重新评估新生血管的活动情况。如果新生血管已萎缩，而且光凝色素斑分布均匀，患者可 3 个月以后再复诊。全视网膜光凝治疗后 6～8 周做眼底血管荧光造影对发现视网膜缺血区和新生血管的活动是非常有用的，如果仍有新生血管生长，则对赤道部到锯齿缘的周边部做密集的光凝，后极部的保留区也要缩小到 2 视盘直径。另外，对于未治疗的轻度和中度非增殖性糖尿病视网膜病变，定期随访更为重要。最近，早期治疗糖尿病视网膜病变研究小组经长期的研究表明，患者需要在随访中激光治疗的比例很高，且那些视力较好的患者与他们积极的随访密切相关。

总之，糖尿病视网膜病变的病情复杂多样，晚期视力预后较差，激光治疗是糖尿病视网膜病变的主要治疗手段，积极主动地对糖尿病视网膜病变患者进行激光治疗是挽救患者视功能和提高其生活质量的关键所在。

三、玻璃体切除术

玻璃体切割术对玻璃体积血、增殖性视网膜病变有一定的疗效。对于增殖性视网膜病变患者，玻璃体内有较多机化物时，用药物、激光治疗不起作用，采用玻璃体灌注切割术切除玻璃体机化物，分离视网膜或视网膜间的机化块和机化膜，可防止牵引性视网膜脱离，适当提高视力。临床上玻璃体切割术常与巩膜环扎或视网膜光凝相结合。有广泛的新生血管时，做全网膜光凝术，使新生血管退化后再行手术治疗，查视网膜电图（electroretinogram，ERG），对 ERG 正常者可手术。玻璃体切除术只是为挽救视力而采取的暂时治疗，并不能防止整个病情恶化，手术中及手术后还有手术性视网膜断裂和继续出血的危险。

四、垂体切除术

一般认为血浆生长激素分泌增多是引起糖尿病性视网膜病变的因素之一，生长激素分泌不足的侏儒型糖尿病患者比非侏儒型糖尿病患者 DR 的发病率低，对增殖型 DR 而无肾功能不全者，经手术、冷冻或放射疗法除去垂体，用甲状腺素、肾上腺皮质激素、性腺激素治疗后，视网膜病变明显好转，但因手术后垂体功能低下等内分泌紊乱，肾功能不全者有生命危险，未广泛使用，已被逐渐淘汰。

五、糖尿病治疗新模式——联合门诊

糖尿病患者发生眼病，都是影响了视力才来看病，已为时太晚。为了能够早期发现、早期诊断糖尿病性视网膜病变，以及其他的并发症，医院应开展糖尿病联合门诊。因为糖尿病对全身许多器官都有影响，所以需要多个医学学科进行联合整治，一次门诊可以全面解决病人的问题，包括对病情进行评价，检查有无并发症，然后制订合理的治疗方案。糖尿病联合门诊的组成如下：

组成：糖尿病专科医师、糖尿病教育者、营养学家、眼科医师、其他相关医师。

程序：一次挂号，多科就诊。

第四节 糖尿病治疗的新进展

一、维生素治疗糖尿病新说

糖尿病是严重威胁人类健康的疾病，世界各国的发病率都呈上升之势。由于糖尿病病因尚未明了，给治疗带来了很大的难度。近年来，国外医学家研究发现，某些维生素对治疗糖尿病有良好的效果，既可缓解病情，又能预防并发症发生，为糖尿病的治疗开辟了新途径。

近年来，法国、意大利、日本和荷兰等国医学家已研究证实，维生素 B_6 缺乏与糖尿病有密切关系。在美国进行的一项研究结果表明，绝大多数并发神经病变的糖尿病患者，出现维生素 B_6 水平低于正常值的情况。当这类患者在每日服用维生素 B_6 100mg，共 6 周后，感到疼痛及麻木减轻，以至完全消失。荷兰研究者发现，给患妊娠性糖尿病的孕妇服用维生素 B_6 每日 100mg，持续 2 周，她们血中不但维生素 B_6 水平恢复正常，且血糖含量也下降。研究还揭示，正常孕妇每日服用维生素 B_6 50mg 作为预防措施，发生妊娠性糖尿病者明显少于未服用维生素 B_6 者。研究者得出的结论是，维生素 B_6 在防治糖尿病中可以起到一定作用。

二、阿司匹林使糖尿病患者减少失明的可能性

糖尿病患者每天只需服用 1 片阿司匹林，就可能显著减少失明的可能性。糖尿病除了可能导致肾衰竭和四肢疼痛无力外，还

经常导致眼部病变。例如，印尼前总统瓦希德的左眼，就是因糖尿病和高血压的并发作用而永久损坏，他右眼的视力只剩下20%。

血凝块阻挡血液流到视网膜导致糖尿病患者失明：美国研究显示，视网膜病变是因为眼里有数百个微型血凝块。研究人员发现，糖尿病患者的眼睛比一般人的眼睛多出3倍的血凝块。血凝块阻挡血液流到视网膜，造成眼睛逐渐瞎掉。视网膜病变是导致失明的主要眼部病变，也是糖尿病患者常患的疾病。根据新加坡视障人士协会1985—1995年的资料，每年有超过50%的失明新病例是因为视网膜病情恶化所造成的，这之中大多数是糖尿病患者。找出视网膜病变的病因后，研究人员推断，能够有效地减低血液在血管内凝固的阿司匹林，将能够减少糖尿病患者失明的可能性。患者须在初期服用阿司匹林。这份研究报告是由哈佛大学眼科研究中心的马拉罗仁斯医生在《糖尿病》刊物中发表的。罗仁斯医生说，要有效预防失明，糖尿病患者必须在糖尿病初期就开始服用阿司匹林。糖尿病是因人体内停止分泌胰岛素、胰岛素不足，或分泌的胰岛素质地差而造成的慢性疾病。世界卫生组织预计，到公元2010年，全世界将有2亿4 000万人患有糖尿病。就以新加坡来说，成年人口中糖尿病患病率也从1974年的2%，增至1985年的4.7%，再增至1998年的9%。随着本地人口老龄化和生活方式改变，此病的患者人数预计将继续增加。值得关注的是，近年来糖尿病患者有年轻化的趋势。美国研究人员对于阿司匹林的新功能的发现，对众多糖尿病患者可称得上是一个大好消息。阿司匹林问世已超过100年，有人说它是万灵妙药，从治头痛到预防心脏病发作，样样有效。澳洲研究结果也显示，服用少量的阿司匹林，可以保护纤维及韧带，系紧牙龈与牙齿，阻止导致牙骨疏松的前列腺素效应。

但是，英国医学研究人员却发现阿司匹林对胃肠有不利影响。牛津大学拉德克利夫发现，长期服用小量阿司匹林也会导致肠胃出血。研究指出，若长时间服用阿司匹林，就算是很小剂量也有引致肠胃出血的副作用；他们亦发现，没有证据显示服用阿司匹林能减低视网膜病变的危险。英国研究人员分析了 24 个有关阿司匹林的研究报告，当中牵涉差不多 66 000 名病人。他们发现，在服用阿司匹林的病人中，平均 2.5%肠胃出血，而在没有服用阿司匹林的人群中，只有 1.4%有这种情况。因此，研究人员警告，医生和病人欲借助阿司匹林治疗疾病前，必须权衡利弊。

三、氨基胍(aminoguanidin，AG)和导升明联合治疗

氨基胍每针 5ml，内含银杏黄酮甙 412mg。10ml 加入生理盐水 300ml 中静脉滴注，每日 1 次；导升明胶囊 1～1.5g/d。

AG 防治 DR 的主要机制可能有：

1. AG 能抑制血清晚期糖基化终产物(AGEs)和胶原蛋白的交联。

2. AG 不仅能阻止 AGEs 合成，而且还与其抑制一氧化氮合酶(NOS)活性有关。

3. 对于 AG 是否能抑制山梨醇的作用目前还有争论。

4. AG 还能抑制脂质氧化，具有抗动脉硬化的作用。

而导升明则对视网膜微血管有良好的保护作用，不但可以减低微血管壁的通透性，降低糖尿病患者血小板的高聚集状态，从而防止血栓形成；还可抑制血管活性物质对微血管引起的高通透作用，减少内皮损伤，改善基底膜胶原的生物合成，从而起到保护血管的作用。

5. 两药联合应用，可以打破自由基与血管结构损害的恶性循环，进而对视力恢复起到良好作用。

四、糖尿病基因疗法新进展

人类基因图谱的破译，引起了世人的普遍关注。大家知道，糖尿病的起因除了与生活方式、环境因素有关外，还因为基因上有缺陷所致，尤其1型糖尿病是这样。因此寄希望于改善基因的手段，以防治糖尿病，所以出现了基因疗法。糖尿病的基因疗法有好几个途径，目前研究得较多也比较实际易行的是体内基因转移，具体来说就是用胰岛素基因治疗。即在机体的胰腺外组织建立生理模式调控的胰岛素分泌系统，以达到持续、稳定、有效地控制血糖。如果此种方法圆满成功，有可能一次治疗就治愈了糖尿病，全世界正在朝此方向努力。

糖尿病的发病与体内有易感基因或有缺陷基因存在有关。1型糖尿病主要是因为胰岛素缺乏，除了用基因疗法来防止其发病外，更实际的是上述的体内基因转移。而2型糖尿病除了胰岛素分泌异常外，还因为胰岛素抵抗，情况更加错综复杂。因此，糖尿病基因疗法的研究，虽然从20世纪80年代就已经开始，但进展并不很快。

体内基因转移首先要找到能改变基因，使之产生胰岛素的靶细胞。研究结果认为肝细胞最合适，因为它与胰岛都是消化道细胞，与食物的关系很密切，肝细胞内有许多合成胰岛素所必需的酶。其次要制造出改变肝细胞基因的武器，即人胰岛素基因。经过多次研究得出一段DNA，称之为S14。S14在肝细胞中对葡萄糖有反应，可因进餐与否及胰高血糖素多少而有所调节。再在此S14上连接一段人前胰岛素原启动子DNA，称之为S14Ins。当这一段DNA植入肝细胞中后，在培养基中可以发现产生了胰岛素。以后将S14Ins注射到糖尿病模型大鼠，可见血糖下降，糖耐量恢复正常，进食后胰岛素升高，空腹时胰岛素正常。将S14Ins用于正常鼠，则一切如常，并不产生过多胰岛素，也不产生低血糖。这就是基因疗法与降糖药的不同之处。

很可惜，到目前为止，用 S14Ins 治疗的大鼠在注射后 8～10 天内血糖正常，以后又上升，效果消失。为何消失原因不明，可能因免疫反应所致。因此基因疗法暂时不能应用于人类，至少在几年内不可能。

第五章　非药物治疗

第一节　饮食疗法

正常人进食后，在体内胰岛素的作用下血糖水平总能维持在一定的范围。糖尿病患者由于体内胰岛素分泌不足，如果像正常人那样进食，餐后血糖就会高出正常范围，使病情加重。因此，每个糖尿病患者，不论病情轻重，不论是注射胰岛素，还是口服降糖药，都必须合理地控制饮食，也就是说，合理的饮食控制是治疗糖尿病的最基本措施，只有在饮食控制的基础上加上药物的合理应用，才能控制好血糖、尿糖和血脂，使之达到或接近正常值，减缓并发症的发生与发展。

临床研究证明，至少有25%的糖尿病患者及大量的糖耐量下降的高危人群，通过科学合理的饮食治疗和适度的运动治疗，就能够有效地控制糖尿病及其并发症的发生和发展，保持健康状态和一定的劳动能力。

一、饮食疗法的理论基础

大多数患者把简单的饮食控制甚至把饥饿疗法当成了饮食治疗，认为饭吃得越少，对病情控制越有利。其实不然，由于主食摄入不足，营养又缺乏合理的搭配，必然会影响人体正常生理活动所必需的基本能量供应。医学研究证明，如果人体长时间得不到足够的外源性能量的补充,一方面将导致体内脂肪、蛋白质的过量分解,造成身体消瘦,而且由于长期营养不良,甚至会产生饥饿性酮症,加重病情。另一方面因热量摄取不足,导致血糖偏低时,反而会刺激升糖激素的分泌,而这种分泌量往往超过当时的实际需要量,引起血糖反跳性过度升高(苏木杰反应),使病情更难以控制。这就是为什么许多刚发现血糖异常升高的糖尿病患者,在医生的建议下开始进行饮食控制,而结果却往往失败的原因。应该指出的是:简单的饮食控制并不等于饮食疗法。

合理节制饮食可减轻B细胞负担,对于年长、体胖而无症状或少症状的轻型病例,尤其是血浆胰岛素空腹时及餐后不低者,往往为治疗本病的主要疗法。对于重症或幼年型(1型)或脆性型病者来说除药物治疗外,更宜严格控制饮食。饮食中必须含有足够营养素及适当的糖、蛋白质和脂肪的分配比例。饮食疗法就是由医生和营养师为糖尿病患者建议的饮食方案,在这个方案的定量范围内,患者可以做到食物多样化,达到科学合理的平衡膳食,将会有益于糖尿病患者的康复。有些轻型2型糖尿病患者仅需控制饮食,适当增加运动量,就可以使血糖控制在正常范围内。

患有1型糖尿病的患者(也就是由于自身免疫等原因引起的胰岛素缺乏)多见于青少年。这型糖尿病在我国较少见,仅占5%左右),必须使用胰岛素进行治疗。医生会为患者开一份饮食餐单,这份餐单主要需考虑到患者的营养需要,以及控制血糖水平所需的胰岛素水平。

而患有2型糖尿病的患者,则可以通过改善生活习惯以及饮食来控制病情。这样的治疗包括:减肥、注意糖分及碳水化合物的摄入量。如果患者过于肥胖,则饮食控制应循序渐进,并注意不断对患者进行鼓励,体重的减轻可以使身体更好地对自身产生的胰岛素做出反应。如果通过饮食疗法难以控制的话,则需要服用药物来进行治疗。服药的意义是:能够促使身体产生更多的胰岛素,或者是帮助身体更好地利用已有胰岛素，迅速控制症状，避免产生并发症。如果血糖水平仍然没有明显下降，则需尽早应用胰岛素。应该指出的是，药物治疗与饮食治疗是相辅相成的，没有饮食治疗则往往使药物治疗的效果大打折扣；但盲目相信饮食治疗，在已经具有药物治疗的适应证时仍拒绝服药，则会使疾病的进程加快，产生不可预测的后果，所以饮食治疗一定要在专业医师或营养师的指导下进行，切不可随意而行。

二、饮食治疗的目的

* 减轻胰岛负担，纠正代谢紊乱，使血糖、尿糖、血脂有所改善，甚至可以接近正常。
* 维持正常体重，使肥胖者体重下降。
* 提供合乎生理需要的营养，改善患者健康状况。
* 维持正常社会活动，使儿童正常生长。

三、饮食治疗的原则

* 合理控制热量，达到和维持标准体重。
* 平衡膳食，保证营养需要。
* 避免高糖食物，如糖果、点心、饮料。
* 避免油腻食物，如肥肉、油炸食品。
* 多吃富含食物纤维的食品，如蔬菜、粗粮。
* 烹调以清淡为主。
* 定时定量，少量多餐，主食可分成3～6餐食用。

四、饮食疗法的实施

1. 计算每天所需热量

计算每天所需总热量要根据每位病人的体重、体型、职业、年龄等具体情况而定。

应知条件:年龄、性别、身高、体重、职业、血糖水平。

标准体重:从表 5-1、表 5-2 可得出标准体重;或利用公式计算。

表 5-1 男性理想体重(kg)

年龄(岁)	身高(cm)										
	140	144	148	152	156	160	164	168	172	176	180
15	41	42	43	44	45	47	48	50	53	55	58
17	44	44	45	47	48	49	51	53	55	58	61
19	45	46	47	49	50	51	53	55	57	60	67
21	47	48	49	50	51	53	54	56	59	61	64
23	48	49	50	51	52	54	55	57	59	62	65
25	48	49	50	51	52	54	56	58	60	62	66
27	48	49	50	51	53	54	56	58	60	63	66
29	49	50	51	52	53	55	56	58	60	63	66
31	49	50	51	52	54	55	57	59	61	64	67
33	50	51	52	53	54	56	57	59	62	64	67
35	50	51	52	53	55	56	58	60	62	65	68
37	51	52	53	54	55	57	58	60	62	65	68
39	51	52	53	54	55	57	59	60	63	65	69
41	51	52	53	54	56	57	59	61	63	66	69
43	51	52	53	55	56	57	59	61	63	66	69
45	52	53	54	55	56	58	59	61	63	66	69
47	52	53	54	55	56	58	60	62	64	66	70
49	52	53	54	55	57	58	60	62	64	67	70
51	52	53	54	56	57	58	60	62	64	67	70

续表

年龄（岁）	身　高(cm)										
	140	144	148	152	156	160	164	168	172	176	180
53	52	53	54	56	57	58	60	62	64	67	70
55	52	53	54	55	57	58	60	62	64	67	70
57	52	53	54	55	56	58	59	61	64	66	69
59	52	53	53	55	56	57	59	61	63	66	69
61	51	52	53	55	56	57	59	61	63	66	69
63	51	52	53	55	56	57	59	61	63	66	69
65	51	52	53	55	56	57	59	61	63	66	69
67	51	52	53	55	56	57	59	61	63	66	69
69	51	52	53	55	56	57	59	61	63	66	69
71	51	52	53	55	56	57	59	61	63	66	69
73	51	52	53	55	56	57	59	61	63	66	69
75	51	52	53	55	56	57	59	61	63	66	69

表 5-2　女性理想体重(kg)

年龄（岁）	身　高(cm)										
	140	144	148	152	156	160	164	168	172	176	180
15	38	29	40	42	44	45	48	51	54	58	64
17	42	43	44	46	47	49	52	54	58	62	67
19	43	44	46	47	49	51	53	56	59	63	69
21	43	45	46	47	49	51	53	56	59	64	69
23	44	45	46	47	49	51	53	56	59	64	69
25	44	45	46	48	49	51	54	56	60	64	69
27	45	46	47	48	50	52	54	57	60	65	70

续表

年龄（岁）	身高(cm)										
	140	144	148	152	156	160	164	168	172	176	180
29	45	46	47	49	51	53	55	58	61	65	71
31	46	47	48	49	51	53	55	58	61	66	71
33	46	47	48	50	51	53	56	58	62	66	72
35	46	48	49	50	52	54	56	59	62	67	72
37	47	48	49	51	53	55	57	60	63	67	73
39	48	49	50	52	53	55	58	60	64	68	73
41	48	50	41	52	54	56	58	61	64	69	74
43	49	50	41	53	55	56	59	62	65	69	75
45	49	50	52	53	55	57	59	62	65	69	75
47	50	51	52	53	55	57	59	62	65	70	75
49	50	51	52	53	55	57	59	62	66	70	75
51	50	51	52	54	55	57	60	62	66	70	75
53	50	51	53	54	56	58	60	63	66	70	76
55	51	52	53	54	56	58	60	63	66	71	76
57	51	52	53	55	56	58	60	63	67	71	76
59	51	52	53	55	56	58	60	63	67	71	76
61	50	51	53	54	56	58	60	63	66	70	76
63	50	51	52	54	55	57	60	62	66	70	75
65	50	51	52	54	55	57	60	62	65	70	75
67	50	51	52	54	55	57	60	62	65	70	75
69	50	51	52	54	55	57	60	62	65	70	75
71	50	51	52	54	55	57	60	62	65	70	75

续表

年龄（岁）	身　高(cm)										
	140	144	148	152	156	160	164	168	172	176	180
73	50	51	52	54	55	57	60	62	65	70	75
75	50	51	52	54	55	57	60	62	65	70	75

计算公式为　标准体重（公斤）＝身高（厘米）－105

体型判断：用[（实测体重－标准体重）/标准体重]×100%，

在＋/－10%之间者为正常体型。

超过10%以上者为超重；超过20%以上者为肥胖；低于20%者为消瘦。

2. 体力劳动强度判断

＊轻体力劳动：坐着工作，不需要特别紧张肌肉活动者（如阅读、写字、办公室工作，组装和修理收音机、钟表），教员讲课、一般实验室操作，打字员，售货员，家务劳动。

＊中等体力劳动：肌肉活动较多或较为紧张者（如学生的日常活动、机动车的驾驶员、电工安装、金属切削、木工操作）。

＊重体力劳动：非机械化的农业劳动，炼钢、车床操作、舞蹈、体育活动（游泳、爬山、足球等），非机械化作业的装卸、垦荒、伐木、采矿、砸石、铸造等。根据体型和劳动强度确定每日总热量。

3. 成人糖尿病每日热能供给量（千卡*/公斤标准体重），见表5-3。

表 5-3

体型	劳动强度			
	卧床	轻体力	中体力	重体力
消瘦	20～25	35	40	40～45
正常	15～20	30	35	40
肥胖	15	20～25	30	35

＊1cal＝4.1868J

应该指出的是：儿童（0～4 岁，每日每公斤体重统一按 0.2MJ（50kcal）补充热量，孕妇、乳母、营养不良者及消耗性疾病者也应考虑酌情增加，肥胖者酌减（可减至每日 5MJ（1 200kcal）以下），使病人体重下降到比正常标准低 5%以下，常可使本病得到满意控制。

五、平衡膳食

人体每天需要从食物中摄取七大营养素，它们是：蛋白质、脂肪、碳水化合物、水、无机盐、维生素、膳食纤维。其中只有蛋白质、脂肪、碳水化合物会产生热量，而水、无机盐、维生素、膳食纤维是不会产生热量的。

关于三大产热营养素，蛋白质是机体的重要物质基础，维持机体的生长发育、更新和修复，构成具有重要活性的物质，如各种酶、激素、抗体等，每个人每天必须从食物中摄取足够量的蛋白质来满足机体的需要。

1. 蛋白质 蛋白质可以分为动物蛋白质和植物蛋白质。

* 动物蛋白质也叫优质蛋白质，主要来源于瘦肉类、鱼虾、蛋、乳。

* 植物蛋白质主要来源于主食，如谷类、豆类和硬果类（如花生、瓜子、榛子），大豆及其制品中的蛋白质也可算作优质蛋白质。

1 克蛋白质可产生 4 千卡的热量，按成人每日每公斤标准体重 0.8～1.2g（平均 1.0g）计算，约占身体所需总热量的 15%～20%。孕妇、乳母、营养不良及有消耗性疾病者可酌加至 1.5g/kg 体重左右，视需要而定。

2. 脂肪 脂肪主要来源于食用油、动物性食品（肉类、动物脏器）和坚果类。

* 动物油（猪油、牛油、羊油）和动物性食品中的脂肪，含有较多的饱和脂肪酸。

* 植物油(花生油、豆油)和硬果类中的脂肪叫植物性脂肪,含有较多的不饱和脂肪酸。

1 克脂肪可产生 9 千卡的热量,比蛋白质和碳水化合物所产生的热量高。故在糖尿病人的定量食谱中,花生、瓜子需限量吃,因为它所含的脂肪较高,提供的热量也较高。糖尿病人为了防止动脉粥样硬化的发生和发展,应控制脂肪和胆固醇(主要来源于动物内脏和蛋黄)的摄入,每日脂肪在三大产热营养素中所占比重可根据体征、血脂高低及饮食习惯等需要而定,约每日每千克标准体重 0.6～1.0g,或每日胆固醇控制在 300mg 以内。脂肪所供应的热能占总热量的 30%～35%以下。

3. 碳水化合物　碳水化合物按化学结构大致可分为 3 种:

* 单糖类(葡萄糖、果糖、半乳糖)。

* 双糖类(蔗糖、乳糖、麦芽糖)。

* 多糖类(淀粉、糊精)。

在上述物质中,体内吸收的速度按快慢依次为单糖＞双糖＞多糖类;单糖及双糖除一部分存在于天然食物中(如蜂蜜、果酱、水果),大都以制成品的形式存在,如葡萄糖与蔗糖(红糖、白糖、各种糖制点心)。单糖及双糖由于只能提供热能而不具有其他的营养素,且在体内吸收速度快,所以糖尿病人应该不吃各种甜食,而以多糖类代替单、双糖。多糖类主要来源于谷类、薯类、根茎类食物(土豆、藕、山药、芋头等),它在体内不能直接吸收,只能在一些消化酶的作用下分解成单糖才能被吸收。1 克碳水化合物可提供 4 千卡的热量,糖尿病患者的碳水化合物需要量应占总热量的 50%～60%。

值得一提的是碳水化合物的组成不同,其升血糖值亦不同,一般来讲干豆类升血糖作用小于谷类,而谷类升血糖作用小于根茎类(包括薯类),粗粮升血糖作用小于细粮,所以糖尿病患者在定量的范围内可以适当的粗粮来代替细粮。

4. 其他营养素 水、无机盐、维生素、膳食纤维在人体内具有重要的生理功能，但是不产生热量。

(1)无机盐：无机盐可分为常量元素(钾、钠、钙、镁)和微量元素(如铁、锌、铬、碘、硒)。与糖尿病患者关系比较密切的无机盐有钠、钙、铬、锌。

* 钠的主要食物来源是食盐，为避免高血压和脑动脉硬化的发生，糖尿病患者应限制钠的摄入，饮食宜清淡，每天盐应控制在6～8g 以内。

* 钙的主要食物来源是牛奶及奶制品、豆制品。为防止骨质疏松，糖尿病患者应增加钙的摄入，有条件者每天的食谱中应有奶制品。

* 锌的主要食物来源是动物性食品，锌与胰岛素的活性可能有关。

* 铬(尤其是三价铬)是葡萄糖耐量因子的组成成分，其主要食物来源是啤酒酵母、牛肉、肝、粗粮、蘑菇等，故糖尿病患者应注意锌与铬的摄入。

(2)维生素：维生素可分为：

* 水溶性维生素(如维生素 C、B 族维生素)，主要来源于新鲜的蔬菜、水果。

* 脂溶性维生素(维生素 A、维生素 D、维生素 E、维生素 K)。

糖尿病患者应补充充足的水溶性维生素。

(3)膳食纤维：是一种不被人体吸收的多糖，具有通便、延缓血糖吸收、降脂之功用，其主要食物来源是蔬菜、粗粮。

定量食谱中含有下列四大类食品，可以获取足够的营养。

* 谷类(主要提供热量)。

* 大豆类和肉、禽、鱼、乳、蛋类(主要提供蛋白质、无机盐、维生素)。

* 蔬菜类(主要提供无机盐、维生素、膳食纤维)。

＊油脂类（主要提供热能）。

在自然界中，没有任何一种单独的食物可以满足人体的全部营养需要，因此必须依赖合理的食物选择，使食物之间有合理的搭配，才能构成一种营养平衡的膳食，糖尿病患者的饮食与正常人的不同之处在于定量、定时和定餐，只要做到食物多样化，糖尿病饮食不会太单调，更不会对健康有害。

六、食疗的一般原则

1. 按我国人们的生活习惯，常用的主食量（碳水化合物）250～400g/d，糖尿病患者可进食200～350g或更多，完全休息的病人的主食200～250g（米饭或面食）、轻体力劳动者250～300g，中体力劳动者300～400g，重体力劳动者400～500g以上。脂肪量约为40～60g。如肥胖病人，尤其有血脂蛋白过高者，或有冠心病等动脉粥样硬化者，脂肪摄入量宜适当控制于总热量的30%以下。如血胆固醇过高或为高脂蛋白血症Ⅱ型，每日胆固醇摄入量应低于300mg，如甘油三酯过高或为高脂蛋白血症Ⅳ型者，则宜限总热量、糖和脂肪摄入量。如有乳糜微粒血症者（第Ⅴ、Ⅵ型）亦宜限制总热量及脂肪摄入量。使体重缓慢下降到比正常标准低5%上下。所用脂肪以不饱和脂肪酸为宜。

2. 三餐热量分布大概为1/5、2/5、2/5，或分成四餐，1/7、2/7、2/7、2/7，可按病人生活习惯及病情控制情况调整，如用药后有饥饿感或濒于发生低血糖者，可按病情稍增加进食或减少药量。

3. 随访时调整 在长期疗程中宜根据尿糖、血糖、HbA_{1c}、体重及症状等具体病情对治疗的效果进行随访观察，且按具体情况调节饮食量。肥胖者经限制进食最后体重渐下降，组织对胰岛素的敏感性恢复而血糖及血脂均可下降，故对于肥胖的2型糖尿病患者饮食控制不失为较有效治法，常常不需药物治疗便可控制血糖。消瘦病人则可根据体重等情况于随访中适当增加进食量。

4. 粗纤维饮食 可减慢糖等的吸收，降低血糖血脂等。国外采用Guar、果胶（Pectin）等，国内试用海生植物、玉米梗叶等，初见成效。粗纤维饮食且可通便，减轻便秘等。

常用食物主要成分见表5-4。

表5-4 常用食物主要成分表

食物	糖（g/100g）	蛋白质（g/100g）	脂肪（g/100g）
中白灿米	77	7.8	1.2
中白粳米	78	6.7	0.9
小米	77	9.7	1.7
精白小麦粉	78	7.2	1.3
小麦粉（富强粉）	75	9.4	1.3
小麦粉（标准粉）	74	9.9	1.8
麦麸	56	13.9	1.2
秫米（高粱米）	77	8.2	2.2
玉蜀黍	73	8.5	4.3
米饭（标准米）	27	2.8	0.5
面条	57	7.4	1.4
馒头（八一粉）	49	6.1	0.2
麦片	68	14.0	7.0
小米粥	7	0.9	0.2
黄豆	25	36.3	18.4
蚕豆	48	29.4	1.8
豆腐	3	4.7	1.3
豆腐干	7	18.8	7.6
豆浆	4	6.8	0.8
黄豆芽	7	11.5	2.0
绿豆芽	4	3.2	0.1
发芽蚕豆	19	13.0	0.8

续表

食物	糖(g/100g)	蛋白质(g/100g)	脂肪(g/100g)
粉皮(干)	88	0.6	0.2
粉条	85.0	0.3	0
鲜青豆	7.0	13.6	5.7
甜薯	29.0	2.3	0.2
马铃薯	16.0	1.9	0.7
芋头	17.0	2.2	0.1
白萝卜	6.0	0.6	0
洋葱头	8.0	1.8	0
菜类	2～4	2.0	0.1～0.3
瓜类	2～6	0.4～1.5	0.1～0.3
花生(生)	22	26.2	39.2
瘦猪肉	1.1	16.7	28.8
瘦牛肉	1.7	20.2	6.2
瘦羊肉	0.5	17.3	13.6
鸡	0	23.3	1.2
鸭	0.1	16.5	7.5
鸡蛋	0.5	14.8	11.6
大黄鱼(鲜)	1	17.6	0.8
带鱼	1	18.1	7.1
河鱼类	1～0.1	13.0～19.5	1.1～5.2
河虾	0	17.5	0.6
牛奶	6	3.1	3.5
猪肝	3	20.1	4.0
猪血	0.1	1.3	0.2

(摘自1963年中国医学科学院营养卫生研究所编《食物成分表》)

七、糖尿病人的饮食宜忌

如果在控制饮食时感到饥饿，可以适当吃些低热量高容积的食品，如黄瓜、西红柿、大白菜、豆芽，也可以用粗杂粮代替细粮，因为粗杂粮比细粮更有饱腹感。

对于糖尿病人来讲，其健康食物宜选择：

* 粗杂粮，可代替部分精细粮。

* 大豆及豆制品，可代替部分动物性食品。

* 蔬菜，可提供丰富的膳食纤维，延缓餐后血糖升高。

不宜选择的食物：

* 糖制甜食。

* 富含饱和脂肪酸的猪油、牛油、羊油、奶油、黄油、花生、核桃、葵瓜子，含脂肪多，可与炒菜油对换。

* 含胆固醇的肝、肾、脑等内脏类食物以及蛋黄可视具体情况而定，不可过量食用。

* 若糖尿病患者并发肾脏功能不良，宜适当降低蛋白质的摄入量；

* 若患者血脂升高，肉类食物（蛋白质食物）则应尽量选择豆制品、鱼、鸡肉、瘦牛肉，少选用瘦猪肉、瘦羊肉（因为其脂肪含量也较高）。

许多人认为生病之后应该增加营养，控制饮食会影响健康。糖尿病患者只要不吃糖，少吃主食，其他食物如肉、花生、瓜子就可不加控制。其实不然，糖尿病患者的饮食控制最重要的一点是根据病人的病情、自身状况，以及营养需要量而合理地控制总热量，尤其是肥胖的患者。

对于糖尿病患者来说，以下饮食最为适宜。

1. 宜食寒凉滋润之品 如银耳、百合、荸荠、梨等，以甘寒润肺；山药、莲子、茯苓、核桃仁、扁豆等，以滋肾健脾；绿豆以清热解毒祛暑；丝瓜、冬瓜、枸杞子、海带等，以清热泻火滋阴。

2. 宜食桃、杨梅、樱桃等新鲜水果　这些水果中含有丰富的果胶，能增加胰岛素的分泌量，使血糖下降。

3. 宜食含糖低的蔬菜　如韭菜、西葫芦、冬瓜、青菜、青椒、茄子。特别是西红柿含糖量低，既可做蔬菜又可做水果，可以多吃。还有苦瓜、南瓜、柚子等营养丰富，又可降糖；有报道南瓜、苦瓜、洋葱、黄鳝等对控制多饮、多食、多尿等症状有明显作用，并且可降低血糖、调节血糖浓度，可适宜多吃。

4. 少吃碳水化合物含量高的食物　如白薯、土豆、藕等；可以多吃高纤维食物，促进机体的糖代谢。如玉米、小麦、白菜、韭菜、豆类制品。

5. 宜常吃黑芝麻、葱、胡萝卜　有助于改善因少吃淀粉而造成的乏力等症状，并能降低血糖。葱还能增强人体对蛋白质的利用，对控制糖尿病很有好处。

6. 宜饮用凉开水泡的茶　茶叶中含有一种较理想的降血糖物质，但其耐热性不强，有效成分常在开水浸泡的过程中遭到破坏。因此，用茶叶降血糖时，切忌用热开水泡饮。

7. 多吃含钙的食物　缺钙能促使糖尿病患者的病情加重。应多吃虾皮、海带、排骨、芝麻酱、黄豆、牛奶等含钙的食物。

8. 吃富含硒的食物　硒有与胰岛素相同的调节糖代谢的生理活性。如鱼、香菇、芝麻、大蒜、芥菜等，它们能降低血糖、改善糖尿病症状。

9. 吃富含维生素B和维生素C的食物　补足这两种元素，有利于减缓糖尿病并发症的进程，对减轻糖尿病视网膜的病变、肾病有利。如鱼、奶、白菜、豆类，以及青菜、芥菜、甘蓝、青椒、鲜枣等。

10. 糖尿病患者最好不要饮酒　常有糖尿病患者来问，到底能不能吃水果。其实，水果营养丰富，只要注意方法，适量摄入有益无害。最好的进食水果时间是在两餐之间或睡前，从少量开始，同时观察血糖，如血糖升高即停止或减量。以下列出夏季常见水果种类及适宜分量清单，患者可以从中任意选择，每日一份。

柿、香蕉、鲜荔枝（带皮）150g；李子、杏 200g；梨、桃、苹果（带皮）200g；葡萄 200g；橘子、橙子、柚子（带皮）200g；草莓 300g；猕猴桃 200g；西瓜（带皮）500g。

不要把糖尿病的饮食治疗看得有多难，从营养学角度看来，只要懂得科学搭配和食物生成营养原理，有时候"懒"一点的做法更容易降低食物的血糖生成，比如粗粮不要细作、蔬菜不要切、豆类整粒吃不要磨碎……这些饮食习惯上的"小窍门"都能大大降低身体血糖的生成。对于糖尿病患者的膳食应注意以下几点：

1. 豆类、乳类属低血糖生成食物。

2. 粥煮的时间越长血糖指数越高。

3. 小窍门自制低"血糖生成指数"食物。

（1）"粗"粮不要细作：从食物血糖生成指数的概念出发，控制粮食碾磨的精细程度非常关键。以面包为例，白面包食物血糖生成指数为 70，但掺入 75％～80％大麦粒的面包为 34，所以，提倡用粗制粉或带碎谷粒制成的面包代替精白面包。

（2）简单就好：在厨房要"懒"点，蔬菜能不切就不切，豆类能整粒吃就不要磨。蔬菜也是一样，一般薯类、蔬菜等不要切得太小或成泥状。多嚼几下，肠道多运动，对血糖控制有利。

（3）多吃膳食纤维：可溶性膳食纤维有许多种，日常可直接买到的有魔芋。另外，多选用天然膳食纤维丰富的蔬菜，如芹菜、竹笋等。木耳、菇类也是膳食纤维的较好来源。

（4）增加主食中的蛋白质：如一般的小麦面条食物血糖生成指数为 81.6，强化蛋白质的意大利细面条食物血糖生成指数为 37，加鸡蛋的小麦扁面条为 55。典型的意大利通心粉用含蛋白质高的硬粒小麦颗粒粉制成，食物血糖生成指数仅 46。饺子是北方常用食物，蛋白质、纤维都高，也是低食物血糖生成指数食品。

(5)急火煮,少加水:食物的软硬、生熟、稀稠、颗粒大小对食物血糖生成指数都有影响。加工时间越长,温度越高,水分多,糊化就越好,食物血糖生成指数也越高。

(6)吃点醋:食物经发酵后产生酸性物质,可使整个膳食的食物血糖生成指数降低。在副食中加醋或柠檬汁是简便易行的方法。

(7)高低搭配:高、中食物血糖生成指数的食物与低食物血糖生成指数的食物一起,可以制作一个中食物血糖生成指数膳食。而高与高在一起当然就只能是高了。

以下顺口溜应为糖尿病人所牢记:

糖尿病患者饮食的八少八多:

副食少荤多素
肉类少肉多鱼
主食少细多粗
少油炸多蒸煮
口味少盐多醋
饮食习惯少烟酒多茶
饮食少量多餐
生活上少吃多动

八、糖尿病患者膳食疗法举例

患者,身高 160cm,实测体重 75kg,轻体力工作。

1. 先确定体型　标准体重=160－105=55kg,其体重超过标准体重 36%,为肥胖体型,故其一日总热量为 55×(20～25)=1 100～1 375 千卡,取平均值为 1 200 千卡。

2. 将总热量按比例合理地分配每日需进的蛋白质、脂肪、碳水化合物的量,如前所述,蛋白质按 15%～20%计算,脂肪按 25%～30%计算,碳水化合物按 50%～60%。总热量为 1 200 千

卡，则其每日需要

蛋白质的量为：(1 200×17%)/4=51g

脂肪的量为：(1 200×28%)/9=37g

碳水化合物的量为：(1 200×55%)/4=165g

3. 第三步是根据每日蛋白质、脂肪、碳水化合物的需要量制定一天的食谱。

(1)先用碳水化合物计算一天的主食量，例如每 50g 主食约含蛋白质 4g、碳水化合物 38g，市售一袋奶约含蛋白质 7g、脂肪 5g、碳水化合物(乳糖)14g，如果给病人固定一天含糖量 3%以下的蔬菜为 600g，那么该病人一天的主食量为：[165－(14＋18)]/38=3.5 两(175g)。

(2)用蛋白质的量计算一天所需的肉量，一个中等大小的鸡蛋约含蛋白质 7g、脂肪 5g，50g 肉约含蛋白质 9g、脂肪 6g，已知奶、蛋、主食、蔬菜中的蛋白质共有 7＋7＋14＋6=34g，一天所需的肉量为(51－34)/9=2 两(100g)。

(3)用脂肪的量计算一天所需烹调油的量，已知奶、蛋、肉中的脂肪有 5＋5＋12=22，一天烹调油的量为 37－22=15g。

4. 定出一天食谱，并将主食量约按早餐 1/5、午晚餐各 2/5 分配于三餐。

制定该病人的食谱如下(表 5-5)。

表 5-5

早餐	午餐	晚餐
牛奶 250g	主食 75g	主食 75g
鸡蛋 1 个	3%蔬菜 300g	3%蔬菜 300g
主食 25g	瘦肉 50g	瘦肉 50g
	油 7.5g	油 7.5g

5. 对食谱的几点说明 根据每位病人的具体情况均可定出不同的定量食谱来，并根据下面所给出的交换份做到多样化。

牛奶：糖尿病患者食谱中应该有奶（提供丰富的钙），如果不喝牛奶者，可以换成300g豆浆或黄豆40g或150g嫩豆腐。

鸡蛋：可做成煮鸡蛋或卧鸡蛋或蒸蛋羹，不吃鸡蛋者可换成50g瘦肉或50g豆腐丝。

主食：在一天所规定的主食量中，其中50g或100g可用粗粮（血糖指数较细粮低）如小米、玉米、燕麦片来代替。一般来讲，25g大米＝25g玉米面＝25g燕麦片＝25g荞麦面＝25g苦荞面＝25g红豆＝25g绿豆＝35g馒头＝25g面粉＝35g窝窝头＝100g土豆＝25g苏打饼干＝35g咸面包＝25g挂面，均可提供90千卡的热量。

其中有几点注意事项：

(1)米、面等多糖类食物，请按规定量食用。

(2)土豆、山药含碳水化合物量20%左右，可代替部分主食，如上所述100g土豆相当于25g主食。

(3)对血糖、尿糖控制不好的病人最好不吃水果，对血糖、尿糖控制较平稳的病人，可在两餐之间或晚间睡觉前适当食用少量水果，如苹果、梨、桃、橘子，200g水果相当于25g主食。

(4)酒：每克酒精可供热能7千卡，而不含其他营养素，长期饮用对肝脏不利，而且易引起血清甘油三酯升高，故以不饮为佳。

(5)每天至少三餐，定时定量，注射胰岛素或易出现低血糖者，应在三次正餐之间增加2～3次加餐，即从正餐中匀出一部分食品留做加餐用。

(6)含糖量为3%的青菜有以下几种：大白菜、圆白菜、菠菜、油菜、韭菜、茴香、茼蒿、芹菜、苤蓝、莴苣笋、油菜苔、西葫芦、西红柿、冬瓜、苦瓜、黄瓜、茄子、丝瓜、芥蓝菜、瓢菜、塌棵菜、蕹菜、苋菜、龙须菜、绿豆芽、鲜蘑、水浸海带（每500g的3%青菜均可提供

90 千卡的热量)。

(7)含糖量高于 3%的青菜:200g 白萝卜(青椒、茭白、冬笋)=175g 菜花(南瓜、倭瓜)=125g 扁豆(蒜苗、洋葱)=100g 胡萝卜=75g 藕(荸荠、山药)=50g 芋头(百合)=35g 毛豆(鲜豌豆)=300g 3%青菜。

(8)瘦肉:50g 瘦猪肉=50g 带骨排骨=20g 熟火腿=50g 瘦牛肉=50g 瘦羊肉=35g 熟酱牛肉(或熟酱鸭)=100g 兔肉=60g 鸡蛋(1 大个带壳)=60g 鹌鹑蛋(6 个带壳)=60g 鸭蛋、松花(1 大个带壳)=80g 带鱼=80g 草鱼(鲤鱼)=80g 大黄鱼(鲢鱼、鲫鱼)=80g 对虾(青虾、鲜贝)=25g 大豆粉=50g 豆腐丝(豆腐干、油豆腐)=100g 北豆腐=150g 南豆腐(嫩豆腐)=20g 腐竹,均可提供 90 千卡的热量。

(9)油:动物油 10g=植物油 10g=15g 芝麻酱=15g 花生米(30 粒)=15g 核桃仁(2 个)=25g 带壳葵花子=40g 带壳西瓜子=25g 带壳南瓜子=15g 杏仁(10 个),均可提供 90 千卡的热量。

由此可见,一个定量食谱可根据以上等值的食物调配出多种多样的平衡膳食来,只要糖尿病患者能坚持定量地控制好饮食,不仅能有效地控制血糖、尿糖,而且对自身的健康非常有益,一定要改变糖尿病患者认为只要控制主食即可,而副食可以随便的错误观念。

从上述可以看出:糖尿病患者饮食要控制总热能,按适宜的比例分配好蛋白质、脂肪、碳水化合物,糖尿病患者饮食的主食、肉、蔬菜、油、奶、蛋,均有一个适宜的比例,若蛋白质(肉、蛋、奶)过高,容易增加肾脏负担,若脂肪(动物性食品、油)过高,容易引起血脂升高,并发心血管疾病。

第二节　运动疗法

糖尿病是由于人体内胰岛素缺乏，或胰岛素不能有效发挥作用而导致的一种终身性疾病，表现为血液中葡萄糖浓度异常升高。要控制好糖尿病，在合理饮食和药物治疗的同时，运动是非常关键的。运动疗法、饮食疗法和药物疗法被称为治疗糖尿病的“三驾马车”，缺一不可。专家把运动和饮食称为控制糖尿病的“两大基石”，只有“基石”稳固，药物才能发挥出应有的效应。

运动的益处：可使糖尿病患者对胰岛素的敏感性增高，促进全身组织比静息时更多地利用血糖，从总体上降低血糖。运动可加速脂肪代谢，使高密度脂蛋白升高，有利于减轻体重，预防糖尿病的心脑血管并发症（如动脉硬化、冠心病等）。运动能增强全身机体各器官，尤其是心、脑、肝、肾、肺的免疫防病功能，抵御糖尿病对各器官的侵犯；还可使机体产生免疫球蛋白和多种抗体，提高机体应激适应能力，改善全身代谢。

一、运动疗法的作用

参加适当的文娱活动、体育运动和体力劳动，可促进糖的利用、减轻胰岛负担，为本病有效疗法之一。除非病人有酮症酸中毒、活动性肺结核、严重心血管病等并发症，否则糖尿病患者不必过多休息。对Ⅱ型肥胖病人，尤宜鼓励参加运动与适当体力劳动。但须避免过度疲劳和神经紧张的体育比赛，以免兴奋交感神经及胰岛 α 细胞等，引起糖原分解和糖异生，导致血糖升高。

通过肌肉运动促进机体对糖的利用：运动时血浆中胰高血糖素和儿茶酚胺等激素浓度增加，促进肝糖原分解和糖原异生，这些变化对维持血糖恒度有重要作用；研究证实，运动能降低 1 型、2 型糖尿病及妊娠期糖尿病患者的糖化血红蛋白（GHb），从而对糖尿病治疗起积极作用;运动可使肌肉更多的利用脂肪,使血浆甘油三酯水平下降,降低血中低密度脂蛋白,增加高密度脂蛋白水平。

由此可见,运动能使肌肉在血浆胰岛素浓度降低的情况下,加强对葡萄糖和游离脂肪酸的摄入和利用,保持较正常的血糖代谢,是运动治疗糖尿病的机理。

运动疗法的作用可概括如下:

1. 增加末梢组织对胰岛素的敏感性,改善糖代谢。
2. 加速脂肪分解,减少脂肪堆积,改善异常的高脂血症。
3. 增强心肺功能,促进全身代谢。
4. 增强体力及运动能力。
5. 消除应激,改善脑神经功能状态。
6. 预防和控制并发症的发生发展。

二、运动的适应证与禁忌证

1. 运动疗法适用于哪些糖尿病患者

运动疗法适用于大部分糖尿病 1 型、2 型患者,一般而言,以下情况的糖尿病患者均可进行适当的运动。

(1)餐后血糖值 11.1～16.7mmol/L 以下者。但若血糖高于 16mmol/L,不宜剧烈运动。

(2)无严重的并发症者。伴有急性感染、酮症酸中毒、严重糖尿病肾病及眼底病变等患者不宜剧烈运动。

(3)1 型糖尿病患者中的肥胖者,尤其适合进行运动。

2. 运动疗法禁用于哪些糖尿病患者

(1)有严重的急性并发症者:如酮症酸中毒、高渗性昏迷、低血糖昏迷等。特别是当患者发生急性感染(如肾盂肾炎、化浓性皮肤感染等),机体发热时,应停止运动。

(2)有严重的慢性并发症者:如严重肝肾衰竭、心律不齐、动脉硬化、重度高血压和血管栓塞等症，应在医师指导下进行运动。

(3)重症糖尿病者：对于这种患者，如在未注射胰岛素或未用药前，运动时可能发生酮症酸中毒，注射胰岛素的病人在胰岛素作用最强时（如上午11时至下午5时），或注射了胰岛素而未吃饭前，运动容易发生低血糖。

总之，糖尿病患者在做运动之前，最好要在医生的指导下进行，以免引起不良后果。

三、运动疗法的一般原则

1. 糖尿病患者运动项目的选择

运动种类从氧代谢的角度来看，对健康有效的可分为三类：有氧运动、无氧运动、混合运动。

有氧、无氧及混合运动项目示例，见表5-6。

表5-6

有氧运动	无氧运动	混合运动
步行	短距离全力跑	足球
慢跑	举重	橄榄球
自行车	拔河	手球
网球	跳跃	篮球
排球	投掷	冰球
高尔夫球	肌力训练	间歇训练
远足	潜泳	

运动方式有多种，可根据各人的病情、体力、爱好、场地和气候条件而决定。有条件者应选择中(轻)度的全身性运动，如登高和球类等，以调动整个机体和全身各器官组织经受锻炼，提高适应和应激能力。大运动量的肌肉活动能加快对肌糖原的利用，减少对

胰岛素的消耗量。

一般而言，糖尿病患者应选择自己感兴趣、简单方便、易于坚持的运动，以中、轻强度的有氧运动项目为主，如步行、慢跑、爬山、健身操、交谊舞、爬楼梯、太极拳、家务劳动等。其中，散步是简便安全、最易持久运动，值得推荐。体力活动和体育锻炼必须和饮食治疗、药物治疗相结合。不可单靠一种而偏废其他治疗，并将体育锻炼融汇于日常生活中去。如可由乘车上班改为徒步或骑自行车上班则更为实用，既容易为病人接受，也易于坚持。

其次，患者应注意运动的方式及适宜的运动量，如剧烈的体育锻炼，过长的锻炼时间以及过度曲伸或倒立性运动，就不适合老年或有较重并发症的患者，否则有可能引起脑血管意外、心肌梗死和眼底出血等情况的发生；而年纪较轻，又无严重糖尿病并发症的患者，如果仅采用短时间的散步，或是站立不动的气功，则很难达到体育锻炼的目的。

第三，主张选择有节奏的全身性运动，使全身各处都能得到锻炼，如做操、打拳、慢跑、较长时间的快走、打羽毛球或乒乓球，特别是跳交谊舞、中老年迪斯科或扭秧歌等，伴随着有节奏的音乐或鼓点，既能锻炼全身，运动量适宜，又令人感到很有兴趣，有利于长期坚持，是一类很适合于糖尿病患者采用的运动方式，值得推广。

2. 糖尿病患者的运动强度

据观察，小强度运动量起不到降血糖的作用。运动强度过大反而使血糖升高，惟有中等强度有氧运动有明显降血糖效果；运动中全身肌肉都应得到锻炼，不要集中在某一部分肌肉。因为肌肉是身体内最大的消耗葡萄糖的器官，同时肌肉也是糖原的最大的储藏器官。因此，肌肉对糖代谢非常关键，大肌肉群的运动有利于肌肉对糖的利用。以运动后稍微出汗为好。

最大安全运动强度的计算：最大安全运动心率＝220－年龄。一般要求运动时的心率达最大安全运动心率的 60％～70％为宜，开始阶段不超过50%，若情况良好可逐渐增加，以身体能耐受，无不良反应为准。也有人用锻炼时合适的心率每分钟约为170减去年龄的余数。锻炼后应有舒畅的感觉。一般以运动后微出汗，有轻度疲劳感但不气喘吁吁，心率每分钟120次左右为宜。

3. 糖尿病患者的运动时间

最适宜运动时间应选择在餐后1～2小时进行，因此时血糖为高峰期，运动有助于血糖迅速转化。对一般糖尿病患者，运动疗法要循序渐进，持之以恒。运动量因人而异。运动时间应控制在15～45分钟之内。一般不应超过1小时。每日或隔日运动一次，当然也应视运动量的大小而定。一般认为，每周锻炼最低的有效频度为2次，锻炼3～4次是最适宜的频度，考虑到锻炼效应和累积作用，锻炼的时间不宜低于3天。

仅在周末进行突击锻炼，对糖尿病患者来说是有害无利的。专家倡导，糖尿病患者在日常生活中每周5次、每次半小时，甚至可以天天进行一些适当锻炼，效果更为理想。

4. 糖尿病患者运动的注意事项

◆ 运动前

(1)运动疗法前要进行必要的医学检查，如体检、血糖、酮体、血脂、肺功能、肝功能、运动器官等的检查。全面了解自己的病情，了解并发症的情况。

1)对老年性糖尿病病人，尤其是伴有高血压及缺血性心脏病者，剧烈运动可加重心血管的负荷，诱发心绞痛，甚至心肌梗死，故在运动锻炼前，应做严格详细的体格检查，并在医生的监护下进行。同时，对运动的强度也应有限制。

2)有微血管病变的糖尿病病人，运动时应特别慎重。运动时肾血流量减少，可使尿蛋白增多，并可致糖尿病肾病病情加重。剧烈运动时血压升高，可使增殖性视网膜病变加重，并增加视网膜出血的危险性，所以，对患有糖尿病肾病和视网膜病变者，一般不宜参加剧烈运动。病情较轻的有微血管病变的糖尿病病人，在需要运动时，最大心率应限制在正常人最大心率的80%～85%，血压升高不要超过200/105mmHg。活动方式也应以步行或快步走路或其他轻的体力活动为宜。

3)有末梢神经炎的糖尿病病人足部感觉不敏感，运动时应避免局部碰伤。

(2)为防止发生意外，糖尿病病人运动时要随身携带糖尿病病情卡，卡上应有本人的姓名、年龄、家庭住址及电话号码，并写明如果发生意外，其他人如何处理。如果是正在使用胰岛素或降糖药治疗的病人，要注明所使用的药物和剂量。卡片应放在易于发现的地方。

(3)外出活动时要告诉家人活动的时间及地点，当感觉身体状况不好时应立即停止活动，并及时找他人救助。

(4)不要空腹运动，以免出现低血糖性休克，早晨锻炼前应喝一杯牛奶或吃几块饼干。随身带些糖果、糕点，运动中若出现饥饿感、心悸乏力和头晕出汗等低血糖前兆，立即补充能量。接受胰岛素治疗者，1型糖尿患者可酌情增加进食量，2型糖尿病患者可减少胰岛素的用量。

(5)运动应定时、定量，因糖尿病病人胰岛素缺乏，不能如常人那样随生活中各种情况引起的血糖变化而相应地调节胰岛素的分泌，故生活、饮食、用药和运动等，都应定时定量，使自己时刻处于平衡状态之中。

(6)由于胰岛素注射时间和开始运动的时间不同，以及运动所出现的代谢改变，可发生胰岛素相对过剩或不足，从而促进或诱发低血糖症、高血糖症或酮症。故接受胰岛素治疗的病人运动时应注意：

1)注射部位宜改在运动度较低的腹壁处皮下，防止吸收过多过快，胰岛素用量亦应酌情减少。

2)运动前、中、后要适当补充糖质食物。

3)酮症时不宜运动。

4)避免在四肢部位注射胰岛素,因四肢运动会加速胰岛素进入血液,加速细胞对血糖的吸收利用,导致低血糖反应。

◆ 运动中

(1)开始时应做些准备活动,切忌操之过急。防止意外事故的发生,如擦伤皮肤、扭脚、摔倒等。

(2)天气炎热时应及时补充水分,天气寒冷时要注意保温。

(3)运动疗法由三部分组成:准备活动、锻炼部分和放松活动。在执行健身计划之前,请专业教练对患者有氧和力量训练进行调整,使其适应患者身体状态。切记在使用健身器材之前和患者健身教练进行交流,安全永远是第一位的。

第一步:热身。热身活动能使氧气和血液进入肌肉中,升高体温,逐步调动心肺功能的预适应。选择合适的项目(如散步、健身脚踏车、椭圆仪等),匀速运动 4~6 分钟。然后做手臂向前、向后绕环各 8 次。

第二步:锻炼部分是核心,主要是中、低等强度的有氧运动,将注意力集中在"多关节"运动上,在一个动作中结合多个肌肉组的推拉和按压练习。每组动作重复 8~12 次,力量强度的选择以适宜并稍有难度为好。第一组:推举动作,主要锻炼胸部、肩膀和肱三头肌;第二组:牵拉动作,主要锻炼背部、肩后部和肱二头肌;第三组:按压动作,主要锻炼下半身。

第三步:有氧锻炼。在这一步的锻炼过程中,要谨记医生的建议,请专业教练示范如何正确地使用器材(脚踏车、椭圆仪、踏步机),或是参加一个健身课程。有氧锻炼可以增强心肌力量和肺活量,加快脂肪燃烧。最初每天活动 5~10 分钟,以后逐渐增加。有氧锻炼主要包括:散步、骑车、游泳、爬楼梯、网球、水中健美操等。

(4)运动量要循序渐进,运动着装要宽松、合体,特别是鞋袜要合适、柔软、不能磨脚。

(5)合并有冠心病、高血压等疾病的糖尿病患者,运动量不要过大,随身备好抢救药物。

◆ 运动后

(1)运动后不要马上坐下或躺下,应再适当活动一下肢体,逐渐停息下来。

(2)做好运动日记,以观察疗效及副作用。如果感觉所采取的运动疗法不适合自己,可以请医生或专业教练根据情况对运动处方进行相应的调整。

5. 运动可决定2型糖尿病患者寿命

一项国际性研究发现,在工作和闲暇时间经常进行身体活动有助于2型糖尿病患者减少由心血管疾病或任何其他疾病引起的死亡危险。

3/4以上的糖尿病患者死于心血管疾病,以前的研究已经显示,在闲暇时间进行高强度的身体活动可能会减少与心血管疾病有关及由其他疾病而引起的死亡危险。不过,这些研究没有综合考虑心血管疾病危险因素对身体活动的影响。这些危险因素包括肥胖、血压和胆固醇水平。

为了进行这方面的研究,芬兰赫尔辛基国家公共卫生协会的研究人员对3 708名,年龄为25～74岁的男性和女性糖尿病患者进行了跟踪研究。19年后,有1 423人死亡,其中906人死于心血管疾病。

这份研究报告称,与不进行身体活动的成人相比,进行适量或高强度身体活动的人死于心血管疾病或由任何其他疾病而引起死亡的可能性要小。这些个体活动包括:一些职业性运动方式,比如站立、步行或举重;每天步行或骑自行车交替运动;轻度或重度的园艺工作、跑步、游泳或在闲暇时间每周至少运动3～4小时。研究还发现,与不进行身体活动的同龄成人相比,进行身体活动的成人往往显得较年轻、体重较轻、心脏收缩压较低，而且很少吸烟。

研究人员说，对所有年龄段的男性和女性而言，不论是否吸烟，不管身体质量指数、高血压和胆固醇水平如何，只要进行身体活动，就能减少由心血管疾病而增加的死亡危险。该研究可部分解释为什么进行身体活动的成年人死亡危险会减少，主要是由于血压的降低，"好"胆固醇水平的增加以及体重的减少都与有规律的运动有关。而对于糖尿病患者来说，运动的益处包括可改善对胰岛素的敏感性，并能更好地控制血糖。

研究人员总结说，毫无疑问，2 型糖尿病患者应该把身体活动看做是治疗的一部分。不管糖尿病患者是否已经知道心血管疾病的危险因素，医生都应该建议他们要进行有规律的身体活动。

第三节　蜂胶——糖尿病患者的保健

（一）抗病原微生物

抗病原微生物就是人们通常所说的"杀菌、消炎、抗病毒"。在抗病原微生物方面，不但蜂胶的效果要比抗生素强很多，而且蜂胶能够同时对细菌、真菌、病毒都具有杀灭和抑制作用。就细菌而言，实验证明蜂胶对 39 种细菌中的 25 种有效。相对于一种抗生素只能针对一种微生物，不得不说蜂胶是一种伟大的突破。

蜂胶作为一种天然物质，它还具有无任何毒副作用、无耐药性的特点，这更是让所有的抗生素都黯然失色。蜂胶"最完美的天然广谱抗生物质"的称号也是因此而来的。蜂胶对很多疾病的治疗应用的就是这一功能，如糖尿病并发症中的伤口不愈、下肢坏疽，以及呼吸道、泌尿系统等各种感染。

除了一些糖尿病并发症以外，蜂胶对于胃炎、胃溃疡、脚气、感染等众多疾病也都有很好的治疗作用。因为人类的很多疾病都是由病毒、细菌、真菌引起的，像前一段的“SARS”就是由冠状病毒变异体引起的。

(二)镇静、麻醉及其他神经系统作用

首先蜂胶具有非常良好的止痛效果，实验证明蜂胶的止痛效果是普鲁卡因的4倍。蜂胶治疗牙痛、伤口止痛、麻醉等，应用的就是它的镇静止痛作用。其次，蜂胶对于整个神经系统具有很强的调节和修复作用。它能够增强细胞活性，恢复神经细胞敏感度；强化细胞膜、抗氧化、抗衰老；刺激细胞分类再生，修复受损神经细胞；促进新陈代谢，恢复神经元动力。对于周围组织神经、自主神经有很好的修复和调节作用。从而达到调节修复整个神经系统的作用。像很多糖尿病患者都有手脚疼痛、针刺感、蚁走感、烧灼感，这些都是由于神经末梢发炎和受损造成的，用蜂胶治疗一段时间后，这些感觉就会逐渐消失。很多患者都有痛觉、温觉下降，手脚麻木等，这些都与神经细胞的敏感度下降有关，蜂胶通过对神经细胞的修复使其恢复原来的敏感度，从而使这些症状相继消失。而失眠、便秘、腹泻等，是由支配其功能的自主神经出现紊乱造成的，只有通过对自主神经的全面调节才能使它们逐渐地恢复正常。这就是为什么很多患者便秘十几年，甚至几十年用了很多方法都治不好，用蜂胶却可以在几个月内完成恢复正常的原因所在。

(三)促进组织修复

蜂胶能够激活细胞内的线粒体活性，使受损的细胞得到了修复和再生，从而促进组织修复再生。蜂胶的这一功能，在每一种疾病的治疗过程中都发挥着作用。受损胰岛细胞的修复离不开它，伤口愈合靠的也是这一作用，受损的神经、肝脏、肾脏等器官功能的恢复也离不开每一个细胞组织的修复和再生！糖尿病足新生肉芽的长出更是这一作用最直观的体现。

（四）心脑血管系统的影响

不管是心脑血管还是其他血液循环障碍性疾病，都是由血管和血液两方面的因素决定的。一方面蜂胶可以通过清除血管壁上的沉积物，增强血管张力，增强心肌收缩力，降低血管脆性及改善血管通透性等作用。使变硬变脆的血管得以软化，达到改善和预防血管堵塞、破裂的目的。另一方面蜂胶可以有效降低血脂及胆固醇，减少红血球、血小板聚集，减少血栓形成，降低甘油三酯含量，提高高密度脂蛋白，抗氧化等，从而使血液黏稠度得到改善。

蜂胶就是这样通过血管和血液两方面的作用，使整个循环系统得以改善，因而享有“血管清道夫”之称。蜂胶之所以能够防治高血压、脑溢血、脑梗死、冠心病等心脑血管疾病，正是因为它可以使主动脉血流畅通，淤堵得到有效清除。而糖尿病并发症中的眼底病变、皮肤瘙痒、肾脏病变、手脚麻木等都与毛细血管堵塞，微循环不畅有着密切的关系。而蜂胶对于微循环毛细血管的疏导作用正是它治疗这些疾病的基本保障。

（五）保肝作用

蜂胶可以降低丙谷转氨酶，解肝毒、保护肝细胞，因此对各类型肝炎都有极好的帮助。很多药物的毒副作用都会对肝脏造成损伤，糖尿病患者吃药时间长，必定会对肝脏造成损伤，所以，蜂胶的保肝作用对于糖尿病患者就显得尤为珍贵。

（六）抗肿瘤作用

由于蜂胶成分多样，其中的槲皮素、咖啡酸苯乙酯、异戊二烯酯、鼠李素、高良姜素，以及甙类、多糖类等物质，具有很好的抗肿瘤（癌）作用。而且蜂胶中的抗生物质对于由病菌引起的癌症具有一定的抗癌活性。蜂胶抗氧化、强化免疫的功能，在抗肿瘤中也起到了很大的作用。蜂胶还可减轻放化疗中的副作用。因此,蜂胶对于肿瘤具有很好的治疗和辅助治疗作用。在日本蜂胶被大量的应用于各种癌症的治疗中。

(七)其他作用

清除自由基、促进新陈代谢、调节内分泌、调节免疫。

现今有 80 多种疾病都与自由基有关,因此有人用“所到之处刀光剑影”来形容自由基。而新陈代谢、内分泌、免疫力构成了人体健康的基础,几乎所有的疾病都与它们息息相关。蜂胶强大的保健与治疗作用正是来自于如此众多的基础功效。例如蜂胶对于糖尿病中乏力的治疗,就是通过平衡代谢来实现的。因为造成乏力的原因是由于细胞的能量代谢出现问题,细胞无法得到充足的能量,失去了活力,其外在表现就是整个人疲乏无力。而蜂胶通过对代谢调节使细胞能量的代谢恢复正常。免疫力下降造成人体抵抗各种疾病入侵的能力下降,出现体质虚弱,易感冒等,而免疫系统一旦出现病变则会引发更多的疾病,如皮肤发黑、发硬,很多糖尿病患者就出现了此类并发症。而蜂胶对这些疾病的治疗依赖的正是它调节免疫的作用。

(八)无毒副作用

对于需要长期吃药,甚至终身吃药的患者来说,药物的毒副作用是决对不能忽视的。因为,这就相当于一边正在建设,一边又在破坏,而且毒副作用一旦积累到一定程度形成危害的时候,往往就会出现无药可救的情况。如,人们在抗生素上表现出的耐药性远远超出了抗生素的发明速度,已经有科学家发出警告“人类再这样滥用抗生素,在不久的将来人类将回到无抗生素可用的年代!”

第六章　糖尿病性视网膜病变的预防与护理

对于糖尿病性视网膜病变，严格来说现在没有特效药物，就像糖尿病一样，到现在为止没有一个根治的办法，药物可以延缓发展，但不能治愈。所以，预防和护理就显得更为关键。

第一节　糖尿病性视网膜病变的预防

当今世界，糖尿病、冠心病、肿瘤称为人类生命的三大杀手。根据世界卫生组织2002年批准的、亚洲和太平洋地区糖尿病策略组编写的《2型糖尿病实用目标与治疗》的分析，如果不大力加强对糖尿病的预防，由糖尿病引起的过早疾病与死亡的经济费用，将会耗尽发展中国家和富裕国家两者的保健预算，到2010年亚洲糖尿病人数将占全球糖尿病人的61%。所以从国家的角度考虑，糖尿病的预防是极端重要的。

糖尿病防治不善，容易诱发眼部并发症，包括糖尿病性视网膜病变、糖尿病性白内障、屈光性近视及新生血管性青光眼等。其中糖尿病性视网膜病变是糖尿病的主要致盲性并发症。流行病学研究表明，30岁以前确诊糖尿病的病人，10年后发生糖尿病性视网膜病变约占50%，30年后更高至90%；10%的糖尿病患者在起病后5～9年左右发生眼底病变。对于糖尿病患者而言，注意健康用眼至关重要。对于糖尿病前期病人，也就是血糖异常但是却未达到糖尿病指数的人,应该进行饮食和运动的调控及适当的药物治疗,这样可以很好地阻止病情的发展恶化。

预防糖尿病性视网膜病变的关键是预防糖尿病!对于易罹患糖尿病的人来说,糖尿病性视网膜病变不能完全避免,但危险因素可以降低。较好地控制血糖水平,可以减缓糖尿病性视网膜病变的发生和发展。

预防糖尿病的最好办法就是:找出导致该病的危险因素,然后想办法避免。大量的科学研究表明糖尿病是可以预防的,预防的关键是要做到以下两点:

第一,从流行病学调查入手,狠抓早期诊断、早期治疗。早诊早治,必须从流行病学调查入手,狠抓糖尿病疑诊病例,狠抓统计学危险类型,提倡把早期识别1型糖尿病,把早诊早治2型糖尿病建立在其病程发展的"糖尿病前期"阶段,大力开展群防群治糖尿病活动。

第二,普及糖尿病教育,建立糖尿病防治网络和实现三级预防目标,糖尿病的良好控制和达到治疗目标,要求至少一个半医生来完成。一个医生为专业医师,半个医生意指糖尿病本人必须成为自我保健、自我护理的医生,其途径是接受糖尿病教育。并建立一个纳入社区水平的糖尿病三级防治网络,把个体防治转向群体防治。糖尿病三级预防目标为:一级预防——避免糖尿病的发病;二级预防——及早检出并有效治疗糖尿病;三级预防——延缓和(或)预防糖尿病并发症。

一、一级预防

以糖尿病的易感人群为预防对象,以宣传教育为主要措施,使易感人群及早改变生活方式,树立正确的进食观,采取合理的生活方式。降体重、降血压、降血脂有助于减少糖尿病的发生。

(一)一级预防的具体措施

糖尿病虽存在一定的遗传因素,但关键是生活因素和环境因素。热量过度摄入、营养过剩、肥胖、缺少运动是发病的重要原因。热量摄入适当、低盐、低糖、低脂、高纤维、维生素充足,是最佳的饮食配伍。糖尿病的预防要注意下列 5 点:

(1)多读,增加糖尿病知识,针对对糖尿病的无知,要多懂点儿。

(2)少吃,注意营养均衡,针对对热量摄取过多,要少吃点儿。

(3)适当的运动量,针对体力活动减少,要勤动点儿。

(4)持积极乐观的生活和工作态度,针对心理应激增多,要放松点儿。

(5)必要时用点儿药,如降压药、调脂药和降黏药等。

在大量疾病统计模型的基础上,糖尿病可以预测,具有以下 2 项以上即为糖尿病的高危人群,在未来 5 年内有罹患糖尿病的可能。

(1)曾有轻度血糖增高(GLU≥5.6mmol)。

(2)脂肪代谢紊乱,低密度脂蛋白升高(HDL≤0.9mmol 或 TG≥2.82mmol)。

(3)有糖尿病家族史(一级亲属中有糖尿病患者)。

(4)曾分娩巨大儿(分娩时婴儿体重>4kg)或曾有妊娠糖尿病者。

(5)高热、高脂饮食,超重或肥胖者(超过理想体重 20%或 BMI≥27kg/m)。

(6)高血压病患者。

(7)年龄超过 45 岁,体力活动过少者。

(二)积极防治脂肪肝

脂肪肝人群中不仅糖代谢异常的发生比例高,更重要的是脂肪肝可以预测将来发生糖尿病。

日本、美国、意大利研究报道,对没有糖尿病的人群进行7年追踪研究发现,那些患有脂肪肝的病人经过7年之后更容易发生2型糖尿病。因此,又将现在还没有糖尿病的脂肪肝病人视为2型糖尿病的后备军。脂肪肝不仅引起肝脏的各种异常,而且与糖尿病、脂代谢紊乱、动脉粥样硬化性疾病密切伴随,因此在世界范围内引起消化、内分泌、营养、心血管等多学科的共同关注。

据统计,非酒精性脂肪肝在全球患病率为20%。我国的情况也不容乐观,据最近上海一项流行病学调查显示,上海市成人脂肪肝患病率已达到15.35%。按上海人口1 600万计算,上海目前脂肪肝人数约达到250万人。其中大约有50%的人群(125万人)存在不同程度的糖代谢异常,其中达到糖尿病标准的人数约达36万,那些已经进入到糖尿病前期的患者和糖代谢尚处在正常范围的脂肪肝人群是个庞大的糖尿病后备军。

脂肪肝患者大多没有临床症状,少数病人可能出现右上腹胀满或隐痛等。随着体检的普及,通过B超诊断出的脂肪肝患者日益增多。肝脏脂肪含量>5%就可以诊断为脂肪肝,但是肝脏脂肪含量>30%时B超检查才能检测出来,也就是说,当B超和CT诊断出脂肪肝时,已经不是早期。

由于脂肪肝缺乏特异的症状,许多患者对脂肪肝并不重视,以致部分患者出现持续的肝功能异常时才来就诊,此时已经不是早期单纯性脂肪变性阶段,而是进展为脂肪性肝炎,在此阶段,不仅肝脏损伤加重,而且糖代谢异常和心血管风险的伴随率大大增高。

一旦诊断为脂肪肝,应该到医院的相关专科就诊,首先要明确引起脂肪肝的病因,如与各型病毒性肝炎、自身免疫性肝病,药物或毒物引起的肝损害，以及酒精性脂肪肝进行鉴别。然后了解肝功能受损程度。肝损伤的程度与肝脏脂肪含量有密切关系，脂肪沉积越多，肝脏损伤越重。因此需要测定肝脏脂肪含量，国内有些单位已经开展CT半定量的方法，同时开始进行磁共振波谱定量分析，可以精确评估脂肪肝的严重程度和治疗后的疗效评价。对于一些反复肝功能异常而诊断不明的患者仍然需要进行肝穿刺病理诊断。对脂肪肝的重视不能仅仅放在肝脏上，由于脂肪肝患者是个庞大的糖尿病后备军，所以对脂肪肝患者必须筛查是否存在糖代谢异常。筛查方法十分简单，通常采用标准的口服75g葡萄糖耐量试验，通过糖耐量试验可以早期诊断是否有糖代谢异常、糖代谢异常的程度以及确诊是否为无症状性糖尿病。对于脂肪肝患者的建议是：重视脂肪肝，警惕糖尿病！

其防治原则是：早期发现，规范诊断，综合治疗，贵在坚持，重在预防。医生会根据脂肪肝的程度、分期、代谢异常和风险评估，制订个体化的综合治疗方案。

综合治疗最主要的方法是生活方式干预，即饮食控制和增加体力活动，通过降低体重可以使肝脏脂肪含量逐渐减少，随着肝脏脂肪量的下降，不仅脂肪肝得到不同程度的逆转，糖代谢异常可以改善，原有的糖尿病可以减轻。医生和营养师根据个体情况量体裁衣制订出合适的营养和运动处方。需要提醒的是减肥速度不宜太快，快速减肥反而可以加重脂肪肝。因此要按照医生的指导进行。对于生活方式治疗后仍不能满意控制的患者，在医生指导下可以合理选择药物治疗。但是药物治疗的同时必须坚持饮食和运动治疗方案，养成良好的生活和饮食习惯，持之以恒，才能达到长治久安的目的。

眼科专家呼吁：为了尽早发现和及时治疗糖尿病引起的视网膜病变，降低致盲率，上述几类糖尿病患者更应及时进行眼底检查和定期复查。

二、二级预防

及早发现无症状的糖尿病及糖耐量减低者，并给予干预治疗如拜糖平或二甲双胍，以降低糖尿病发病率和减少并发症的发生。在社区开展人群筛查，建立防治网。

（一）宣传教育

由于约有半数以上的早期患者并无症状或症状轻微，常不能及时确诊和得到防治，因而要大力开展糖尿病宣传教育，让已确诊的患者了解糖尿病并逐渐熟悉饮食、运动，用药和尿糖、血糖监测等基本措施的综合治疗原则，配合医务人员提高控制质量；让＞50岁的对象，尤其是前述高危对象，每年做一次餐后 2 小时的血糖筛选检查，使无症状的患者尽多尽早得到确诊和防治。

教育内容中尚需包括长期坚持饮食治疗的重要意义，尿糖和血糖仪检测方法，必须注意胰岛素治疗者，还应学会无菌注射法，低血糖反应及初步处理等。

教育活动可采用开学习班，座谈会，观看幻灯片，录像带，科技电影或甚而个别谈心。

（二）糖尿病患者的误区

高血糖是引起糖尿病症状和导致糖尿病并发症的主要原因之一，控制高血糖则是治疗糖尿病的关键所在。为了了解糖尿病是否得到良好的控制达标，必须经常监测血糖，以便及时高速治疗。建议定期测量血糖，以尽早发现无症状性糖尿病。大力推广应用血糖监测，应该将血糖测定列入中老年常规的体检项目，即使一次正常，仍要定期测定。凡有糖尿病蛛丝马迹可寻者，如有皮肤感觉异常、性功能减退、视力不佳、多尿、白内障等，更要及时去测定和仔细鉴别，以期尽早诊断，争得早期治疗的可贵时间。血糖监测的间隔时间及频次，视病情及监测条件而定。但对门诊病人的调查发现，约60%的患者监测血糖都不正确，存在以下几大误区：

(1)检查前停用降糖药：有些患者认为停药后的血糖才是真实情况。实际上，检查血糖的目的是检查药物对糖尿病的控制情况，如果停药后再测血糖，这样得出的检测结果既不能准确反映病情，还会造成血糖波动及加重病情。

另外，有的患者为了得到理想结果而在检查前一天过分节食，此时所测的血糖结果可能偏低一些，但却不能代表平常血糖控制的真实情况。为保证检查结果的真实可信，检查前一天用药和进餐应和平常一样，并保证夜间睡眠良好。

(2)随便找时间检查：检查空腹血糖和餐后血糖的时间不是随意而定的，也是有要求的。检查空腹血糖的时间最好在早上6～8点，抽血时，患者要保证前一日晚餐后至次日清晨做监测时空腹8～12小时，超过12小时的“超空腹”状态也会影响监测结果。而餐后血糖监测时按平时饮食习惯吃饭，餐前降糖药照常服用，抽血时间从吃第一口主食算起2小时。同时，要避免进食过多或剧烈运动、抽烟和饮用刺激性饮料(如咖啡等)。

(3)只测空腹血糖：大多数患者忽视了餐后血糖，其实，餐后血糖与空腹血糖同等重要，甚至更重要。

这是因为如果按照空腹血糖来进行治疗，是远远不够的，还必须按照餐后2小时的标准服药。如早期糖尿病患者血糖只在餐后升高，应该专门针对餐后血糖治疗，宜选用短效药；而对于空腹和餐后血糖都高的患者，应该选长效药，比如达美康、格列美脲等。

正在接受胰岛素治疗的患者，应每周测2次空腹及三餐后2小时血糖，还有睡前血糖。病情稳定后可改为1周监测1次，也可以根据病情延长监测时间间隔。

(4)血、尿检测前应停服维生素C：对于糖尿病病人来说，化验血糖、尿糖是常事，只有准确化验血糖、尿糖，才能知道自己病情的变化，制订出正确的治疗方案。但化验前一定要停用维生素C，否则化验出的结果可能是错误的。

维生素C是一种很强的还原剂，可以与化验血糖、尿糖的试剂发生化学反应，使化验出的血糖、尿糖含量偏低。假如一个糖尿病病人尿糖是2个加号，头天吃9片(0.9g)维生素C，第2天再查尿糖，就可能是1个加号，也可能出现假阴性。如果糖尿病病人正在静脉点滴维生素C，这时化验血糖、尿糖结果会更不准确。因为静脉给药，一般剂量比较大(一般是2～3g)，药物又是直接进入血管，经肾脏排泄进入尿液。

糖尿病病人多伴有其他心脑血管疾病，所以维生素C是糖尿病病人的常用药物。为了不影响糖尿病病人的正常治疗，在化验血糖、尿糖前2～3天，应停用维生素C，这样就可以消除其对化验结果的影响。同样道理，在化验前1～2天，最好也不要大量食用富含维生素C的蔬菜和水果。如菠菜、柿子椒等深色蔬菜和花菜，以及柑橘、红果、柚子等。野生的苋菜、苜蓿、刺梨、沙棘、猕猴桃、酸枣等含维生素C量颇丰，也应停止食用。

(三)预防糖尿病性视网膜病变

对于糖尿病患者来说，虽然糖尿病性视网膜病变不能防止，但导致其发生的危险因素可通过如下方法来降低。

(1)定期作眼科检查是预防糖尿病性视网膜病变造成失明的重要措施：有些糖尿病患者最先出现的症状是在眼睛上，如视力下降、眼底出血、上睑下垂、视物成双影、斜视等。而这些症状主要是眼底出血造成的，对视力影响较大。许多视力下降或斜视等症状来眼科就诊的患者，经详细询问病史和检查，发现患者的眼部症状是糖尿病引起的。因此，建议中老年人每年检查一次眼睛，尤其是眼底检查，如有糖尿病更应多加小心，同时控制好血糖，这也是减少糖尿病眼底出血的关键。另外，中老年人突然出现视力下降、视物双影、斜视等症状时，要及早查清病因，进行治疗，除糖尿病外，有一些脑血管病也可表现为视力下降等。

早期采取针对性治疗是保护糖尿病性视网膜病变患者视功能的必要手段。除完整的病史回顾和常规眼科检查外，眼科医生将做如下检查：

1)视力表检查　常规视力表检查用于不同距离的视力能力检测。

2)扩瞳检查　点眼药扩瞳后，详细检查眼底视网膜情况。

3)眼压　检测眼球内液体压的标准检查。

4)眼底镜检查　做视网膜的详细检查，每年检查眼底1次。

眼底检查除了检查眼科疾病，还能发现许多全身疾病，尤其是糖尿病，可以说，眼底改变对糖尿病的早期诊断更有意义。任何人如果患有糖尿病即容易发生糖尿病性视网膜病变。患者糖尿病史越长，就越容易发生糖尿病性视网膜病变。眼底检查是早期发现糖尿病性视网膜病变的最有效手段。

(2)严格控制糖尿病：严格而合理控制血糖是防治糖尿病性视网膜病变发生发展的基础，必须做到以下几点：

1)按医嘱严格使用降糖药。

2)节制饮食控制血糖水平。

3)通过运动来降低或帮助体内消耗血糖。

4)定期检测血糖。

5)定期检测尿糖。

在临床中，应尽力避免可促使糖尿病性视网膜病变发生发展的因素，如降低血糖水平的速度过快，持续的高血糖状态、高血压或高血脂等。坚持良好的糖尿病治疗达标。

遗憾的是，目前我国糖尿病患者60%以上血糖水平控制不理想，其中又只有不足1/3的患者在内科确诊糖尿病后5年内才做眼科检查。随着糖尿病发病率的不断增长，这些因素都将导致糖尿病性视网膜病变在我国逐步成为主要的非可逆性致盲眼病之一。由于该病起病隐匿，症状无特殊，许多患者就诊时往往已经是比较晚期，因此不仅治疗相当棘手，更为严重的是直接影响治疗效果。所以该病变的早期诊断（筛查）显得特别重要。1 型糖尿病患者在发病 5 年后、2 型患者在内科确诊后就应开始定期眼底检查，一般每年 1 次，尤其是有持续的高血糖或蛋白尿者更应加强检查。怀孕可能加速病变的发生、发展，因此妊娠的糖尿病妇女应在妊娠的头 3 个月详细检查眼底，并在整个妊娠期密切随访。

三、三级预防

糖尿病患者很容易并发其他慢性病，多因并发症而危及生命。调查发现，我国住院病人糖尿病慢性并发症状况如下：高血压比非糖尿病者高 3 倍；脑血管并发症比非糖尿病者高 10 倍；心血管并发症比非糖尿病者高 24 倍；眼部并发症比非糖尿病者高 2 倍。至少有一种糖尿病并发症的患者高达 73.2%。因此，加强对糖尿病的治疗，要使其血糖、血脂、血压、体重达标，要对糖尿病慢性合并症加强监测，做到早期发现，早期治疗，而到了晚期，疗效往往不佳。早期诊断和早期治疗，常可预防并发症的发生，使病人能长期过上接近正常人的生活。对于糖尿病患者来说，并发症有无或严重程度对其生命及预后起着决定性作用。

糖尿病不可不防，不可不治（摘引自向红丁教授的报告）。所以从个人的角度考虑，糖尿病的预防也是极端重要的。因此每位糖尿病患者为获得长寿，应采取有效的措施预防合并症的发生。这些措施是：

1. 与医护人员配合，积极治疗糖尿病，使血糖长期控制在正常或接近正常水平。治疗糖尿病的方法有饮食疗法、运动疗法、药物（口服降糖药、中医中药、胰岛素）疗法。具体治疗方案根据病情而定，但是患者与医生密切配合十分重要。正确运用“三类基本疗法"为主的糖尿病综合治疗。注意 1 型糖尿病与 2 型糖尿病治疗有别。三类基本疗法包括饮食、运动和降血糖药物的综合疗法。三种疗法要进行终身性治疗，治疗时要强调运用这些措施的型别化、个体化，直至达到有效治疗目标。

2. 建立正确、有规律的糖尿病饮食。糖尿病应该有三级预防计划，即健康人群做到不生糖尿病，生了以后要尽量不出现并发症，出现并发症的要尽量减少心肌梗死，但是按照"餐前血糖指数 6 为理想、7 为良好，餐后 7.8 为理想、10 为良好"的要求衡量，只有 20%多的人可以达标。积极治疗高脂血症和高胆固醇血症，长期坚持饮食疗法，必要时使用降胆固醇的药物。伴有高血压时，加服降血压药，有效控制血压，血压一般控制在 140/90mmHg 以下。

过去对糖尿病的控制常常是单纯的降糖，研究发现，只降血糖远远不够，虽然可使心血管发病有所减少，但远远达不到理想防治目标。只有同时降压、降脂、减肥等多管齐下，才能降低并发症。

3. 适当的运动对降低血糖、血脂，有效的控制体重，预防糖尿病合并症有较好的作用，应长期坚持锻炼。有严重心、肾等并发症者，活动应根据具体情况而定。

4. 调整体重　肥胖是长寿之敌，是多种疾病的温床，肥胖与动脉硬化的发生、进展有密切关系，肥胖型糖尿病对胰岛素不敏感。因此良好地调整体重，使之接近标准体重，对良好控制血糖、预防糖尿病血管病变有着十分重要的意义。

5. 不吸烟，不饮酒。

6. 定期进行眼底、心电图、肾脏及神经系统检查，争取早期发现并发症，早期治疗。

此外，还应该注意以下几点：

1. 高血压患者罹患糖尿病性视网膜病变的可能性激增　美国威斯康星大学医学院克莱因等人研究发现，伴有高血压的糖尿病病人发生视网膜病变的危险增加。

研究人员调查分析了 861 例 1 型糖尿病病人，发现收缩压的高低是这些病人是否罹患视网膜病的重要预示因素。在研究开始时收缩压为 135～221mmHg 的糖尿病病人，4 年中的视网膜病发生率要比收缩压低于 110mmHg 的病人高 1.8 倍。

科学家说，虽说此项研究还不能证实糖尿病性视网膜病变是高血压引起的，但是可以据此推测，血压很高可损伤眼内小血管，使其通透性增加，从而发生视网膜病变，导致视力受损甚至失明。研究人员指出，糖尿病病人需要定期测量血压，及时治疗高血压，以减少视网膜病的发生。

2. 尿蛋白阳性的糖尿病患者易患增殖性视网膜病变 另外，北京医科大学人民医院于 1990 年前后发现：蛋白尿阳性的糖尿病患者，增殖性视网膜病变的发生率较蛋白尿阴性者高出近 3 倍；肾功能差的糖尿病患者，视网膜病变的发生率也显著增高。他们还预言，由糖尿病引起的视网膜病变将是未来眼科中各种致盲因素中的最重要的因素。近年来，我国糖尿病发病率呈明显上升趋势。普查结果表明，有 50%以上的糖尿病患者伴有视网膜病变。由糖尿病引起的失明，主要原因是牵拉性视网膜脱离，玻璃体出血和继发性青光眼。

四、糖尿病性视网膜病变预防的最新动态

苯磷硫胺可预防糖尿病性视网膜病：一种提取于维生素 B_1 的化合物已经显示，早期有希望预防糖尿病性视网膜病，这是一种有潜在失明危险的糖尿病并发症。在患糖尿病的鼠实验中，科学家发现，被称为苯磷硫胺的药物，能完全防止糖尿病性视网膜血管损害。

苯磷硫胺是一种合成的维生素 B_1 衍生物，已经在欧洲使用这种药治疗各种疾病十几年，包括与糖尿病相关的神经损害。但是这种药物还从未在严格的临床试验中进行过正规测试。

根据该研究的主要作者纽约艾尔伯特爱因斯坦医学院Brownlee医师称，目前这项新的研究提供了一种分子机制，通过苯磷硫胺可能预防糖尿病性视网膜病及其他可能的并发症。

他说："令人兴奋的是，由于人们已经安全地使用该药数年，如果一切顺利，则进行该临床试验的进程将相对很快。这一研究结果刊登于Nature Med(2003,10.1038)的在线版上。

糖尿病性视网膜病包括视网膜微小毛细血管损害。如果视网膜病损进展到晚期，新的异常血管将在视网膜上生长，如果不及时治疗，会导致失明。

Brownlee解释道，视网膜血管损害是由于慢性高血糖而引起。不像大部分体细胞能保持细胞内部的糖水平，当血糖升高时，血管内皮细胞会呈现高糖水平。

但是在他们的实验中，他和同事发现，苯磷硫胺也能阻塞高糖水平损伤血管内皮细胞的主要分子通路。作用机制是通过激活一种被称为酮糖移转酶的酶，此过程通常要依赖维生素B_1完成。

研究人员测试了苯磷硫胺而非维生素B_1本身，因为这种脂溶性化合物在体内更有生物利用性。Brownlee说，该化合物能提高酮糖移转酶的活性200％～300％；相反，维生素B_1只提高该酶20％的活性。

由于没有证据表明维生素B_1本身能预防糖尿病性视网膜病，所以提醒人们不要服用维生素B_1补品治疗该病。

血管损伤是糖尿病其他并发症的基础，包括冠心病及肾衰。由于这个原因，Brownlee说，苯磷硫胺"绝对"有潜力预防这些并发症，尽管还有很多工作要做。他说："但是早期结果令人兴奋，因为到目前，还绝对没有药物能预防糖尿病并发症。"

第二节　糖尿病及糖尿病性视网膜病变的护理

随着生活水平的不断提高、饮食结构的改变，糖尿病的发病率呈逐年上升趋势。为切实防止病情加重和并发症的发生，除早期诊断、及时治疗外，更重要的是搞好其护理工作。

一、糖尿病性视网膜病变的护理

糖尿病晚期患者百分之百都有眼疾，严重的会变成盲人，而近几年糖尿病致视网膜病变的发病率更是从1%上升到7%。糖尿病病人病程超过10～15年者半数以上可出现视网膜病变，故应定期做眼科检查，以便早期发现病变，早期干预，避免病情恶化。糖尿病性视网膜病变患者在日常生活中要慎起居、调情志，应避免重体力劳动及较剧烈的体育运动，对视功能严重障碍者不宜单独行动，注意安全。

1. 糖尿病患者应每年散瞳检查眼底　1型糖病患者发病5年后应每年检查1次，2型糖尿病患者从发病起应每年检查1次。如有眼部异常感觉，则应缩短眼科随诊时间，如每半年或3个月1次。并且糖尿病病人在发病5年内或眼睛有任何症状时必须看眼科，以后每年追踪1次；有背景性视网膜病变或病变严重者，则3～6个月就医1次，怀孕病人在准备受孕前、怀孕后每3个月及产后3～6个月都必须看眼科。

2. 眼科检查的项目除了视力、眼压的测量外，应包括散瞳后的眼底检查及必要时做眼底荧光造影检查。

3. 注意用眼卫生，避免熬夜及长时间的近距离用眼。

4. 积极戒烟　吸烟会导致体内CO增加，造成体内相对缺氧及血小板凝集，加速糖尿病性视网膜病变发生。

5. 病人一旦出现视网膜出血时，禁激烈运动，减少头部活动，适当卧床休息。

二、糖尿病的护理

1. 心理护理　糖尿病一旦发生，几乎伴随终生，长期服药给病人带来沉重的经济负担和精神压力。特别是由于担心并发症的发生，大多数患者精神萎靡不振，情绪低落，战胜病魔的信心丧失。针对这种情况，病人一旦确诊，应予安慰同情，同时宣传糖尿病发病、预防、治疗的有关知识，增强其战胜疾病的信心。

2. 饮食护理　严格控制其饮食标准，熟练掌握糖尿病饮食计算方法。在控制每日总热量标准的前提下，增加高纤维素、低脂肪饮食，每餐少食，每日多餐。指导患者自觉遵守饮食规定。严格按照糖尿病饮食进餐，由于家庭是做好饮食护理的关键，因此对家属要讲明控制饮食的重要性，使其明白糖尿病的发病原因和饮食是密切相关的，不可掉以轻心，出院后仍要按医生的要求合理饮食，并嘱咐家属做好糖尿病患者饮食的配餐员、监督员。

首先，一般人一天总共摄入 1 700 千卡的热量就可以了，相当于5 两左右米饭＋半斤左右肉＋1 斤左右的蔬菜和水果。但从事不同职业的人，总热量有一些差别。当然，这个主食数量还要和每天的活动量“挂上钩”，如果活动量多一些，就要相应增加主食量。

其次，把这个总能量分配到蛋白质、脂肪和糖类这三大营养素中去，分别是蛋白质每公斤体重 1.2g，脂肪每公斤体重 1.0g，余下的为糖类，并按每日早餐 1/5、午餐 2/5、晚餐 2/5 分配这些营养素。

第三，选择适合的饮食配方，以满足这三大营养素的合理分配。

糖尿病病人在最初控制饮食时，饥饿感非常明显，常常难以忍受。这该怎么办呢?

首先控制饮食应循序渐进。如果主食量限制过快,一下子从1 000g 降 300g,容易导致酮症酸中毒,对机体恢复不利。为此可每周减少主食量 100～200g,一般 1 个月左右应限制到每日 300g 左右。

调整饮食结构对减轻饥饿感有一定的帮助。应多吃低热能、高容积的食品,如黄瓜、大白菜、豆芽、菠菜、冬瓜、南瓜、韭菜、青椒、莴笋、茄子、菜花,以及海藻类,蘑菇类、豆腐等;多选用粗杂粮代替细粮,如红豆粥、荞麦面,以及三合面、玉米面制作的馒头、面条等。

高纤维食品可使胃排空延缓,肠运转时间改变,且可溶性纤维在肠内形成凝胶等作用使糖的吸收减慢,同时增加耐饥力。高纤维食物包括果胶、麦麸、玉米皮、甜菜屑、海藻类植物等。

此外,糖尿病患者每次进餐前先吃一碗蔬菜,以增加饱腹感,然后再进正餐。两餐之间饥饿时,可吃些黄瓜、西红柿等或采用加餐的办法,当然加餐的量得从正餐中减去,而不是额外加量,也可把菜做得淡些,以降低食欲。

第四,感到口渴就应喝水,千万不可加以限制。

糖尿病患者常有口渴、喝水多的表现,病友们常有一种错误的观点,认为患糖尿病后应该控制喝水,这是大错特错的。喝水多是体内缺水的表现,是人体的一种保护性反应,患糖尿病后控制喝水不但不能治疗糖尿病,反而使糖尿病更加严重,可引起酮症酸中毒或高渗性昏迷,是非常危险的。

(1)喝水有利于体内代谢毒物的排泄。

(2)喝水有预防糖尿病酮症酸中毒的作用。

(3)酮症酸中毒时更应大量引水。

(4)喝水可改善血液循环,对老年患者可预防脑血栓的发生。

(5)严重肾功能障碍,尿少、水肿时,要适当控制饮水。适量的饮水对糖尿病是有好处的。

3. 基础护理　加强口腔及皮肤护理，以防感染；注意保暖，预防上呼吸道感染及肺部并发症，防止泌尿系感染；准确记录尿量，按时测量体重。

（1）皮肤护理：糖尿病患者皮肤组织内含糖量增高，宜于细菌繁殖，又由于血糖增高，血液中嗜中性粒细胞活动缓慢，吞噬力差，杀菌力降低，加上机体形成抗体能力降低，故易发生皮肤瘙痒和感染，且感染后又不易康复，为此一定要勤洗澡、勤换衣服，保持皮肤清洁，防止感染，一旦发现皮肤感染要及时治疗。

（2）肢体护理：老年糖尿病患者易导致脑动脉硬化和末梢神经炎，表现肢体活动不灵活，肢端、手脚麻木，要在家庭护理中配合患者多做肢体按摩，白天用热水泡手脚，促进肢体及末梢循环以减轻肢体不灵活和麻木疼痛等不适。

（3）糖尿病足的护理：据国内资料表明，糖尿病患者发生足坏死是非糖尿病人的 17 倍，约占截肢病人的 66%，是严重威胁糖尿病人健康的严重并发症之一。

糖尿病足坏死仅靠治疗是不够的，完善的护理才可使治疗达到事半功倍之效。对于糖尿病足坏死的护理重点有以下几个方面。

局部处理：首先应采集脓液送细菌培养及药敏试验，以便选择敏感抗生素。对于足部坏死组织应分期分次清除，以保持创口和切口引流通畅。感染性伤口须用 0.1%的洗必泰和 3%过氧化氢擦洗，每日换药 1 次，对非感染性小创伤也不例外。局部应用山莨菪碱改善微循环。平时宜抬高患肢，以利血液回流。

保持足部清洁：糖尿病足坏死患者会出现肢端痛、温觉障碍，每晚睡前宜用温水泡脚（非患侧），水温不宜高，每次 10～15 分钟，洗完后要将趾间隙处轻柔擦干。每周应剪指甲 1 次，以防抓伤皮肤发生感染。

饮食护理：根据患者的理想体重计算出每日的总热量，糖尿病足坏死患者因感染消耗大，应适当增强热量10%～20%，同时要根据患者饮食习惯，使食谱多样化。要定时定量进餐，注射胰岛素者更应如此。

心理护理：糖尿病患者因足部坏疽伴有恶臭，常有自卑心理。另外，有些人因住院时间较长，易产生焦虑情绪。家属和医生应多安慰、多鼓励、适时疏导，使病人心态稳定，配合治疗。

(4)腹泻便秘的护理：老年糖尿病患者由于存在自主神经功能紊乱易导致便秘或腹泻，对此家庭成员应经常观察患者的大便情况，使患者养成定时排便的习惯，以防便秘或腹泻，对于便秘或腹泻后的患者一定要用温水清洗肛门周围皮肤以防感染，调节饮食，减少或增加粗纤维摄入量或加以药物治疗，复查血糖、尿糖。

(5)治疗护理：按时测血糖、尿糖，根据结果及时调整给药剂量。注射胰岛素剂量和时间要准确(饭前半小时)，经常更换注射部位，以防出现组织硬结，局部消毒应严格，以防感染。注意有无胰岛素或口服药物过量的不良反应。如病人出现低血糖，应立即口服糖类食物，重者，应静脉推注50%葡萄糖30～40ml。

自我血糖监测：通过餐前尿糖的测定来调整口服降糖药或胰岛素的用量。遵医嘱用药，不能自行用药。

血糖水平是判断糖尿病治疗情况的最直接的指标。糖尿病治疗的目的就是尽可能地将血糖控制在接近正常的水平。

测试血糖不受肾糖阈的影响，较尿糖更准确。能准确地反映机体实际血糖情况。不仅可以反映高血糖，而且可以反映低血糖。因而，更适合注射胰岛素的病人及时发现低血糖。

(6)口腔护理：新的研究证明，牙龈炎与糖尿病之间有联系。一方面糖尿病患者更容易得牙龈炎这一结论成立；另一方面，这一新的研究成果说明，慢性牙龈炎可能是引起糖尿病的一个危险因素。

牙龈炎可使细菌进入血液和活动细胞，产生对身体起破坏作用的炎症生物信号。在胰腺中，与胰岛素（血糖）有关的细胞受到破坏。一旦这种现象发生，它会引起第 2 种类型的糖尿病——即使一个无其他致病因素的健康人也会得上糖尿病。

如果血糖指标很难控制，很可能会得牙龈炎，并且比非糖尿病患者更容易牙齿松动。像所有感染一样，牙龈炎是引起血糖升高并使糖尿病难以控制的一个因素。

其他与糖尿病有关的口腔疾病还包括：由生长在口腔中的真菌感染引起的鹅口疮，及可引起疼痛、溃疡、感染和龋洞的口腔干燥。

怎样才能预防与糖尿病有关的牙病？

首先，控制血糖指标。然后，护理好牙齿和牙龈，并每隔半年进行定期体检。良好的口腔卫生对整个身体健康必不可少。因此，一定要正确刷牙和用牙线清洁，并找牙科医生进行定期体检。如果要避免得鹅口疮（一种真菌感染），并控制住糖尿病，请勿吸烟；如果戴了假牙，要每天取下来清洁。控制好血糖还能有助于预防或减轻糖尿病引起的口干。

糖尿病患者的手术需要特别预约，而牙科医生会准备设备以满足患者需要。患者必须将病情变化和所服用的药物告诉牙科医生。如果患者的血糖控制得不好，必须将不很急的牙科手术推迟。

第七章 糖尿病性视网膜病变的转归与预后

视网膜病变是糖尿病最早看到的并发症。它是一种慢性疾病。病人除了抓紧治疗糖尿病外，对于初始出现的轻微视力模糊、视力下降决不能忽视，同时调整饮食，控制血糖，坚持原发病的治疗、早期眼科干预，以防止糖尿病性视网膜病变进一步发展。糖尿病病程在5～10年以上发生眼底病变的约占50%以上，特别是在血糖失控的情况下。随着病程的延长，糖尿病性视网膜病变已成为中老年人致盲的一项最常见的原因。同时糖尿病还可引起白内障、青光眼、角结膜病和眼肌神经的麻痹。北京同仁医院眼科糖尿病性视网膜病门诊发现，约2/3的患者因严重的糖尿病性视网膜病变，而致视力残疾，甚至失明，可见问题十分严峻。因此，专家提倡糖尿病患者不仅要定期去看内科医生，而且要每年去看1～2次眼科医生。预防糖尿病性视网膜病变，控制好血糖是最根本的手段。因为视网膜病变与糖尿病控制得好坏关系极为密切，当血糖控制不佳时，视网膜病变发生就早、发病率高，病变程度也重。其次，早期发现和治疗可以阻止或延缓病变的发展。糖尿病患者无论有无视力改变，均应接受定期的眼部检查。一般每年检查一次视力和眼底，病程在5年以上患者应每半年检查一次视力和眼底，有时还需要进行眼底荧光血管造影。最后，糖尿病患者应坚持饮食和药物治疗，克服各种不良的生活习惯，保持良好的精神状态，适当增加户外活动。

虽然糖尿病性视网膜病变的发病率与日俱增，但是应用目前的医疗和眼部护理技术，有近 90％的因糖尿病引起的视力缺损和失明完全可以避免。遗憾的是，大多数人对糖尿病及其眼部并发症仍然缺乏必要的了解和认识，不少糖尿病患者直到视力严重下降甚至失明才到眼科就诊，延误了宝贵的治疗时机。

第八章 糖尿病性视网膜病变问答

一、餐后血糖比餐前血糖还低是怎么回事

糖尿病患者血糖升高，特别是进食后往往出现明显血糖增高。但有些患者在监测血糖时发现，有时餐后 2 小时血糖比餐前血糖还低，这是为什么呢？根据本人多年临床经验分析，造成这种现象的原因可能有以下三方面：

1. 胰岛素分泌过多和高峰延迟 在正常情况时，人进食后血糖会升高，大约 30～60 分钟血糖达到高峰后下降，血浆胰岛素水平也在 30～60 分钟上升至高峰，为基础值的 5～10 倍，随后下降，3～4 小时恢复到基础水平。因此，正常人进餐后血糖虽然有升高，但波动于一定范围内。2 型糖尿病患者可出现胰岛素分泌过多（高胰岛素血症）和高峰延迟，胰岛素维持在较高浓度而不能回复到基线水平，因而在餐后出现血糖较低，甚至低血糖。

2. 饮食不足和餐后运动强度过大 饮食和运动是糖尿病治疗的两项重要的基础措施，严格饮食控制和适当运动有利于减轻体重，改善高血糖和减少降糖药物。但是饮食方案应严格和长期执行，运动应有规律。如饮食不足或餐后运动强度过大，患者也可能出现餐后血糖较低，甚至低血糖反应。

3. 使用药物不当 降糖药物剂量过大，与饮食不匹配，或同时应用增强降血糖作用的其他药物，也可能导致餐后血糖明显

降低。

专家支招：在出现餐后 2 小时血糖低于餐前血糖时，可先增加监测次数，如加测餐后 1 小时、3 小时血糖，记录好数据，便于寻找血糖变化规律。然后，请教医生，共同分析，并找出原因，必要时调整饮食、运动和药物。

二、糖尿病患者的家属应如何配合治疗

糖尿病的治疗除了医护人员及病人的努力外，家属的作用也较为重要。糖尿病病人的家属应注意：

1. 关心病人，尤其是对老年病人更应备加关心和爱护，给病人一个温馨、舒适的生活环境。

2. 配合医师，鼓励和督促病人积极配合治疗，严格控制饮食并按饮食治疗要求做好食谱花样，督促病人自我监测血糖和尿糖及定期去医院复查，督促病人按时按量用药，切不可突然中断治疗。

3. 帮助病人建立良好的生活习惯，督促病人戒酒戒烟，协助病人进行体育锻炼，并注意在运动中保护病人，防止足的损伤和心血管并发症的发生。

4. 了解低血糖反应的临床表现及预防治疗措施，一旦发现低血糖反应，家属应能立即识别并做简单处理。

三、什么叫糖尿病人的黎明现象

所谓“黎明现象”是指糖尿病患者在清晨出现的高血糖，一般在凌晨 3 点左右血糖开始升高，持续到上午 8—9 时。“黎明现象”多发生于胰岛素依赖型糖尿病。

“黎明现象”的发生与体内多种内分泌激素有关，如生长激素、糖皮质激素和胰高血糖素等，这些激素与胰岛素有相互对抗作用，可使血糖稳定在一定水平，从而保证人体的正常需要。但糖尿病

患者的胰岛B细胞已受损害，当生长激素和糖皮质激素的分泌在午夜逐渐升高时，糖尿病患者不能分泌足量胰岛素来抵抗，因而就会出现黎明时血糖异常升高。

一旦确诊为"黎明现象"，首先要消除精神紧张，改善睡眠条件，调节合理的饮食，适当运动。同时，要在医生指导下进行降糖药物的调整，如果注射速效胰岛素，则应将早餐前胰岛素注射提前到清晨6时，或将晚餐主食分1/3量到睡前吃，在进餐前注射胰岛素24单位。除了降糖药物调整之外，睡前口服赛庚啶可抑制生长激素和糖皮质激素分泌，或睡前注射生长抑制素。

四、什么叫胰岛素抵抗

糖尿病是由遗传和环境因素相互作用而引起的一种常见病，临床以高血糖为主要标志，常见症状有多饮、多尿、多食及消瘦等。糖尿病患者若得不到有效的治疗，可引起身体多个系统的损害。糖尿病有1型糖尿病和2型糖尿病，其中1型糖尿病多发生于青少年，其胰岛素分泌缺乏，必须依赖胰岛素治疗控制病情。2型糖尿病多见于30岁以后的中老年人，其胰岛素的分泌量并不低甚至还偏高，病因主要是机体对胰岛素不敏感(即胰岛素抵抗，IGT)。

胰岛素是人体胰腺B细胞分泌的身体内惟一的降血糖激素。胰岛素抵抗是指体内周围组织对胰岛素的敏感性降低，组织对胰岛素不敏感，外周组织如肌肉、脂肪对胰岛素促进葡萄糖摄取的作用发生了抵抗。

IGT是介于正常血糖和糖尿病高血糖之间的一种代谢状态，由糖耐量正常向2型糖尿病的过渡阶段，其所致DR的发病主要是由于IGT时，高血糖、胰岛素抵抗和高胰岛素血症、游离脂肪酸过多和脂肪细胞因子的异常分泌等因素引起视网膜内皮细胞功能受损，最终导致DR的发生。因此，对IGT患者进行干预，可以降低糖尿病的发病率，减少视网膜疾病的发生，对提高人民生活质量和减轻国家的经济负担具有长远意义。

按照目前美国糖尿病协会的标准，将口服糖耐量实验后2小时血糖水平介于7.8～11.1mmol/L定义为IGT，而将2小时血糖11.1mmol/L定义为糖尿病。IGT几乎是所有2型糖尿病发病前的必经阶段，随着人们生活水平的提高及生活方式的改变，IGT和糖尿病的发病率不断提高。澳大利亚糖尿病的发病率达7.4％，而IGT或IFG的发病率高达16.4％，是1981年发病率的3倍多。美国成年人中筛查发现50～59岁IGT的发病率为11.2％，60～75岁IGT发病率最高达14.2％，而75岁以上者其发病率开始降低。

IGT的进展是一个动态且可逆的过程。IGT患者约有1/3血糖恢复正常，而有1/5进展为糖尿病，几乎有1/5处于基线水平的糖尿病患者逆转为IGT。患者在发展成为糖尿病前会经历数年的胰岛素抵抗和餐后高血糖。

研究发现，胰岛素抵抗普遍存在于2型糖尿病中，几乎占90％以上，可能是2型糖尿病发病的主要因素之一。因此，糖尿病的药物治疗应针对其病因，注重改善胰岛素抵抗，以及对胰腺β细胞功能的保护，必须选用能改善胰岛素抵抗的药物。这些药物主要是胰岛素增敏剂（文迪雅等），使糖尿病患者得到及时有效的治疗，预防慢性并发症的发生和发展。

IGT干预的目的在于一是增加胰岛素的敏感性；二是增加胰岛素的分泌，其干预方式主要包括行为干预和药物干预。行为干预主要从以下几个方面入手：①调整生活方式，戒烟酒，改善睡眠及减肥；②改变不良的饮食习惯，高蛋白低脂肪饮食，多吃富含纤维素的食物；③加强体育锻炼，增加体力活动；④普及糖尿病知识健康教育等。行为干预能够使IGT患者中2型糖尿病的发生率降低约50％。在此基础上应用适当的胰岛素增敏剂，而不是过度使用刺激胰岛素分泌的药物，这样才能达到长期有效控制血糖的目的。

各种药物干预方式已经证明能够有效地预防糖尿病的发生，不过该方法使发生糖尿病的危险性减低并不显著，为25%～35%。药物干预中的常用药物有以下几种：①双胍类：二甲双胍；②葡萄糖苷酶抑制剂：阿卡波糖；③噻唑烷二酮类：罗格列酮，曲格列酮；④血管紧张素转换酶抑制剂与血管紧张素受体阻断剂；⑤减肥药：奥利司他等。早期筛查IGT人群，进行干预，对其减少和减缓IGT向糖尿病转化，预防DR的发生有着重要意义。

五、糖尿病人如需作手术怎么办

糖尿病治疗常受外科疾病、手术治疗及麻醉的影响。如疾病轻微、手术较小，采用局麻、脊髓麻醉或针麻，则影响较少，特别是术后能进食者则糖尿病原来治疗方案可不必改变，仅需加强严密观察。如手术时需全身麻醉、病情重、手术大、时间长、术后不能进食者，则可根据外科病情、手术治疗的迫切性及糖尿病严重性分别处理。可分下列两组概述：

1. 非急诊大手术 术前糖尿病者应有充分准备，查明各种并发症及伴随症。做好控制糖尿病、纠正酸碱及电解质平衡紊乱，改善一般营养条件，并于术前二三日给糖250g以上使肝糖原储藏充沛。于术前一日减少胰岛素约一半，用口服药者改用胰岛素，如以甲苯磺丁脲为例，每克用8u左右胰岛素替代。

于手术日清晨起用速效胰岛素，剂量自一日量的1/4～1/2开始，术后给一日量的1/2～2/3，并同时静滴10%葡萄糖水，约1～2ml/min，手术日禁食者约需滴注10%葡萄糖水约2 500ml。术后第4～6小时监测血糖后酌情给胰岛素。补液量须视病员具体情况而定，并须注意电解质和酸碱平衡和血酮。补充钾盐和$NaHCO_3$时宜谨慎。

术后次晨起再按病情给快效胰岛素及补液，随访血糖、血酮，使血糖维持在 200mg/dl 左右，如血糖在 200mg/dl 以上，每增高 50mg/dl 可酌给 10u，每 6～8 小时一次，有酸中毒者受体较不敏感，有时需加大剂量。如有循环衰竭、皮下吸收不良者可给静滴法，一般酮症病例每小时 5～6u（即每千克体重每小时 0.1u）已可控制，有时每小时仅需 3u。为防止感染，最好不导尿，手术后 2～3 日应尽量争取早进流汁等饮食，及早过渡到平时糖尿病治疗方案。

2. 急诊大手术　应首先考虑具体病情，分析手术迫切性与糖尿病酮症酸中毒等严重性，对比轻重缓急而采取措施。如手术能稍缓数小时者最好先控制酸中毒与休克，但手术急需进行（如大出血、呼吸道梗塞）且过去胰岛素需要量不明者，则于取血查糖、酮、pH 或 CO_2结合力、钠、钾、氯、非蛋白氮等后迅速给胰岛素加入葡萄糖水口静滴，约每 2～3g 糖用 1u 正规胰岛素，每小时约给 6u，并每 4～6 小时随访尿糖、尿酮及血糖、血酮与 CO_2结合力等，以便决定治疗方案。血糖过高者可单用盐水，低于 250mg/dl 者给 5％葡萄糖水。有乳酸性酸中毒者不用乳酸钠，仅用 $NaHCO_3$液。麻醉不用乙醚、环丙烷、甲氧氟烷、氯仿等，以氟烷（halothane）等为宜；如能局麻、脊髓麻醉及针麻者，则对糖代谢的影响较小。

第九章　糖尿病性视网膜病变研究新进展

一、色觉试验能早期发现糖尿病性视网膜病变

根据研究人员在 2008 年 6 月份《英国眼科杂志》上发表的研究报告，自动黄蓝色盲对比检测（TCT）能够在糖尿病患者出现视力丧失之前，早期发现可能影响视力的糖尿病性视网膜病变。

负责本研究的是来自 Sussex 眼科医院的 Anthony G. Casswell。他解释说，在糖尿病患者出现视力下降和视网膜细胞形态学改变之前，其对颜色的辨别能力常常会出现下降。但是传统的色盲检测方法敏感性不足，无法用于对患者的大范围筛查。

Lionel Ripley 告诉路透社记者说："我们所采用的这项技术要求患者坐在椅子上，看显示屏，当受试者辨认出显示屏上的彩条之后就按一下按钮。整个检测过程只需要几分钟时间。而且这种方法还具有良好的可靠性和重复性，主要原因可能是由于这项检测是在计算机上进行的，不会因疲劳产生误差。相比之下，FM100 方法需要受试者花更多的时间，做更多的判断，而且检测结果的可信性也相对较差。"

研究人员对 510 名矫正视力良好（超过 20/30）的患者进行了这种自动 TCT 检测，并将检测结果与裂隙灯检查结果进行了对比。TCT 检测使用了计算机辅助阴极射线管系统和个体化刺激发生器。研究结果显示，没有视网膜病的患者 TCT 检测数值为

42.5，而背景性视网膜病患者的 TCT 检测数值为 41.7。有 17 只接受检测的眼睛被检出患有可能影响视力的糖尿病性视网膜病变(STDR)，患有 STDR 与 TCT 检查结果之间有显著相关性($P<0.001$)。这种检查方法的敏感性为 94%，特异性为 95%。这种检测方法对增生性视网膜病和黄斑病变检测的敏感度为 100%。3 名前增殖型视网膜病变患者 TCT 检查结果的平均值为 29.6，2 名增殖型视网膜病变患者 TCT 检查结果的平均值为 21.7，12 名患有黄斑病变的患者 TCT 检查结果的平均值为 24.0。TCT 检测结果与患者患糖尿病的时间长短或者最近的糖基化血红蛋白水平之间没有相关性。Casswell 等人认为，由于这种 TCT 检查方法可以直接测试受试者的视觉功能，因此它将能够早期发现病变，防止其发展成为更为严重的视网膜疾病。Ripley 总结认为："研究人员希望医生能够认识到 TCT 对视网膜健康的检测可靠性优于裂隙灯检查。"

二、泪液诊断糖尿病性视网膜病变

俄罗斯医学专家最近开发出一种新的诊断糖尿病性视网膜病变的方法，仅通过分析眼泪成分，就可以知道分析对象是否患病。

糖尿病性视网膜病变是造成年轻人失明的主要原因。这种病发生在视网膜内，因为糖尿病造成的缺氧使眼球的感光部分受损。在视网膜发生病变初期，多数患者眼部并无感觉，而当眼部出现明显症状时，视网膜病变已比较严重，往往丧失了最佳治疗时机，从而导致患者失明。因此，医学专家一直希望对这种疾病及早做出诊断，以控制病情的发展，预防失明。

据《俄罗斯报》报道，俄医学专家发现，患上糖尿病性视网膜病变的糖尿病患者，其血液会变得非常黏稠。在糖尿病性视网膜病变的早期阶段，黏稠的血液只是在视网膜的血管中流动，因此只需对视网膜的血液进行分析即可及早诊断出糖尿病病人是否患上了糖尿病性视网膜病变。但是从视网膜提取血液既复杂又危险，不太适合实际应用。

俄罗斯科研人员在研究中找到了解决这一难题的方法。他们认为，眼部血液中的一些促进血液凝固的物质成分会通过毛细血管壁和角膜渗透到眼泪里，因此眼泪包含了反映眼部血液成分的信息，通过分析眼泪的成分组成，可以了解眼部血液的黏性变化，从而可以及早对糖尿病性视网膜病变做出诊断。

俄专家认为，眼泪如同血液和尿液等其他体液一样，包含着一些反映人体生理状况的信息，通过分析眼泪的成分，可以了解人的身体健康状况。

印度 Kolkata 地区眼科研究所的 Chatterjee 医生的研究表明，眼泪中糖含量和血糖水平存在相关性。对眼泪中糖含量的检测使用了一种被称 Dextrostix 的特殊检测试纸，将这种试纸放在下眼睑附近就可以检测受试者眼泪中的糖含量，因此可通过泪糖试纸这种简单、价廉的方法来进行糖尿病筛查。

该研究共入选了 200 例门诊患者。研究人员将 Dextrostix 葡萄糖氧化酶检测试纸置于患者下眼睑内中 1/3 交界处，其 0、1＋、2＋、3＋、4＋分别对应泪糖 9mg/dl、25mg/dl、45mg/dl、90mg/dl、130mg/dl，也分别对应血糖＜130mg/dl、131～220mg/dl、221～310mg/dl、311～400mg/dl、＞400mg/dl。结果显示，泪糖试纸对不同水平高血糖患者的检出率达 91.2%，而且可对口服糖耐量试验进行评估。

Chatterjee 医生称，眼泪中糖含量的变化与血糖的变化是呈一定比例的。而这种方法很便宜，因此在社区中用于糖尿病患者的筛查有一定应用价值。对于糖尿病患者来讲，这是一个好消息，因为眼泪糖分检测的费用要远远低于血液检测，而且也不疼。Chatterjee 医生希望不断完善这项技术。

三、糖尿病视网膜小动脉狭窄是LEA信号

研究人员指出，糖尿病患者视网膜小动脉泛化性或局部性狭窄可能反映了病人需要下肢截肢(LEA)的微血管损害。

美国威斯康辛大学和新加坡眼科研究所随访996名糖尿病患者20多年后发现，LEAs的累积发病率为9.9%。参试者来自参加威斯康辛糖尿病患者视网膜病和心血管病流行病学研究的10 135人，均在30岁前被诊断为糖尿病，都用胰岛素。4年、10年、14年和20年时对病人进行了调查，根据病史确定截趾、足或腿数。820人至少用数字化眼底照相术检查了一只眼，以测量视网膜小动脉和小静脉。泛化性狭窄定义为小动脉/小静脉最少为25%，另外还测量了局部性狭窄和动静脉血管局部缩窄。

结果研究者发现，泛化性视网膜狭窄的糖尿病人(15.7%)比没狭窄的(5.7%)LEA的危险更大，相对危险比(OR)为3.08；局部性狭窄的(33.1%)危险也大于局部不狭窄的(6.8%)，OR为5.59。

该项研究得出如下结论：这些结果与病人的糖基化血红蛋白的水平、血压和足部溃疡史无关，“这表明微血管疾病，如在视网膜上反映出来的，可能是需要LEA的重要预测因子”。LEA在很大程度上是可以预防的，但它仍是糖尿病的一大并发症，约50%的病人需要LEA。危险因素有年龄、男性、血糖控制不佳和吸烟。LEA和血压增高之间、和外周血管病之间有联系，证实许多LEA都起源于血管病变。详见《内科学文献》(Archives of Internal Medicine 2003,163:2505－2510)。

图书在版编目(CIP)数据

糖尿病性视网膜病变/周婉瑜主编 .-北京：科学技术文献出版社，2011.2

(糖尿病慢性并发症中西医结合防治丛书)

ISBN 978-7-5023-6621-6

Ⅰ.①糖…　Ⅱ.①周…　Ⅲ.①糖尿病-并发症-视网膜疾病-中西医结合疗法　Ⅳ.①R587.2　②R774.1

中国版本图书馆 CIP 数据核字(2010)第 039630 号

出　版　者　科学技术文献出版社
地　　　址　北京市复兴路 15 号(中央电视台西侧)/100038
图书编务部电话　(010)58882938,58882087(传真)
图书发行部电话　(010)58882866(传真)
邮购部电话　(010)58882873
网　　　址　http://www.stdph.com
E-mail:stdph@istic.ac.cn
策划编辑　张金水
责任编辑　张金水
责任校对　赵文珍
责任出版　王杰馨
发　行　者　科学技术文献出版社发行　全国各地新华书店经销
印　刷　者　北京博泰印务有限责任公司
版(印)次　2011 年 2 月第 1 版第 1 次印刷
开　　　本　850×1168　32 开
字　　　数　183 千
印　　　张　7.5
印　　　数　1～5000 册
定　　　价　15.00 元